U0278425

医疗质量安全核心制度
要点释义
（第二版）

国家卫生健康委员会医政司　组织编写

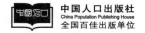
中国人口出版社
China Population Publishing House
全国百佳出版单位

图书在版编目（CIP）数据

医疗质量安全核心制度要点释义：第二版 / 国家卫生健康委员会医政司组织编写 . —— 北京：中国人口出版社，2023.6（2024.10重印）
ISBN 978-7-5101-9191-6

Ⅰ . ①医… Ⅱ . ①国… Ⅲ . ①医疗质量管理 – 中国 Ⅳ . ①R197.323.4

中国国家版本馆 CIP 数据核字（2023）第 035296 号

医疗质量安全核心制度要点释义（第二版）

YILIAO ZHILIANG ANQUAN HEXIN ZHIDU YAODIAN SHIYI (DI-ERBAN)

国家卫生健康委员会医政司　组织编写

责 任 编 辑	刘继娟
装 帧 设 计	华兴嘉誉
责 任 印 制	王艳如　任伟英
出 版 发 行	中国人口出版社
印　　　刷	天津中印联印务有限公司
开　　　本	787毫米 ×1092毫米　1/32
印　　　张	8.75
字　　　数	120千字
版　　　次	2018 年 10 月第 1 版　2023 年 6 月第 2 版
印　　　次	2024 年 10 月第 5 次印刷
书　　　号	ISBN 978-7-5101-9191-6
定　　　价	58.00 元

电 子 信 箱	rkcbs@126.com
总编室电话	（010）83519392
发行部电话	（010）83510481
传　　　真	（010）83538190
地　　　址	北京市西城区广安门南街 80 号中加大厦
邮 政 编 码	100054

编委会

导 言

党的二十大指出，高质量发展是全面建设社会主义现代化国家的首要任务，人民健康是民族昌盛和国家强盛的重要标志。国务院办公厅《关于推动公立医院高质量发展的意见》明确要求，要持续改进医疗质量管理体系和标准体系，提高不同地区、不同级别公立医院医疗服务同质化水平。加强医疗质量管理，保障医疗安全，是实现公立医院高质量发展的必要手段，是推动医疗卫生事业可持续发展的必要途径，也是维护人民群众健康权益的坚实保障。

2016 年，国家卫生健康委颁布了《医疗质量管理办法》，推动医疗质量安全管理工作步入制度化、规范化管理轨道，并将医疗机构及其医务人员应当严格遵守的，对保障医疗质量和患者安全具有决定性作用的一系列制度凝练为 18 项医疗质量安全核心制度。此后，又将具体工作要求进一步细化，形成《医疗质量安全核心制度要点》（以下简称《要点》）。

《要点》将多年来医疗卫生领域落实核心制度的共识和行之有效的经验做法进行了精炼概括，对每项核心制度实施的基本原则和关键环节提出了具体要求，对一些新的管理模式和工作要求进行了明确，为各级各类医疗机构制定和执行本机构的核心制度细则提供了基本遵循。考虑到全国各地、各级各类医疗机构的理解可能存在差异或偏差，为了更好地指导地方和医疗机构理解制度内涵，进一步提高制度的落实和执行效果，2018 年 10 月，国家卫生健康委医政医管局组织编写并出版了《医疗质量安全核心制度要点释义》（以下简称《释义》）。

《释义》出版 4 年来，得到了广大医疗

机构和医务人员的广泛好评，在指导医疗机构积极落实核心制度、保障医疗质量安全方面发挥了重要作用。同时，在工作中我们也发现，部分医疗机构对《要点》还在一定程度上存在理解上的差异，对部分管理要求缺乏深层次的认识，导致在执行层面存在偏差。2022年9月，国家卫生健康委医政司委托国家卫生健康委医院管理研究所，组织国内多家医疗机构40余位权威专家对《释义》进行了修订和完善。为了保障修订稿的科学性和严肃性，又邀请了部分省份卫生健康行政部门具有丰富医政管理工作经验的行政管理人员和专家进行审校。本次修订，延续了上一版《释义》主要框架和表现形式，重点对实施以来，地方和医疗机构普遍反映的共性问题以及高质量发展背景下的一些新形势新业态的管理方式进行了阐释和说明，使核心制度的内涵更加清晰，更具有指导性和操作性，便于医疗机构和医务人员准确理解和执行落实。

为方便工作人员随身携带，仍然保留《释义》口袋工具书尺寸的设计。因时间和水平有限，书中如有不妥和疏漏之处，敬请各位专家和读者批评指正。

目 录

一、首诊负责制度

（一）定义

指患者的首位接诊医师（首诊医师）在一次就诊过程结束前或由其他医师接诊前，负责该患者全程诊疗管理的制度。医疗机构和科室的首诊责任参照医师首诊责任执行。

（二）基本要求

1. 明确患者在诊疗过程中不同阶段的责任主体。

2. 保障患者诊疗过程中诊疗服务的连续性。

3. 首诊医师应当做好医疗记录，保障医疗行为可追溯。

4. 非本医疗机构诊疗科目范围内疾病，应告知患者或其法定代理人，并建议患者前往相应医疗机构就诊。

【释义】

1. 首诊负责制度的核心理念是什么？

答：医疗机构在患者就诊时，为强化医疗质量和安全，应对该患者实施明确、连续的全流程诊疗管理，覆盖医疗机构内所有医务人员的行为，并在患者医疗记录上可追溯。首诊负责制明确了医疗活动的责任主体。

2. 何谓首诊责任主体？

答：是指医疗活动中承担相应诊疗义务和法律责任的医师、科室或医疗机构。

3. 何谓诊疗活动的连续性？

答：医疗机构的诊疗服务涉及医学的各个学科，是以专业化的团队来完成各种诊疗服务流程，医疗机构应遵照首诊负责制的要求，确保患者在就医过程中，各个诊疗服务流程连贯、清晰。诊疗活动的连续性具体体现在（但不限于）以下几点。

（1）对于急危重症需抢救的患者，应有医务人员的全程陪同（含监护）或 / 及陪同转运，并积极抢救，必要时呼叫专科人员。

（2）对于普通患者，应当有医疗记录来体现所有的医疗行为是连续的，患者或其法定代理人自主放弃的除外。

4. 如何界定首位接诊医师？

答：（1）患者完成门急诊挂号并到达诊室后，首先接诊的科室为首诊科室，首位接诊医师为首诊医师。不包括医师接诊未挂号患者、患者所挂就诊号与所接触的医师不符或与科室（专科）不符的情况。

（2）急危重症需抢救的患者的首位接诊医师即为首诊医师，不受其是否挂号，挂号与医师、科室或专科不符的限制。

（3）涉及多科室的急、危重患者抢救，在未明确由哪一科室主管之前，除首诊科室主持诊治外，所有的有关科室须执行急、危重患者抢救制度，协同抢救，不得推诿，不得擅自离开。

5. 何谓门、急诊一次就诊过程结束？

答：就诊过程结束的标志有 4 种情形。

（1）门、急诊患者诊断明确，医师开具治疗医嘱且患者或其法定代理人知晓和接受处置方案。

（2）因诊疗需要，医师开具住院单，患者办理完成入院手续。

（3）门、急诊患者诊断不明确，应告知患者或其法定代理人后续诊治方案，做好书面记录，包括开具的检查、检验未完成的情况；预计当日工作时间内可完成并取得检查、检验结果的，应由该医师完成结果评估或书面记录告知患者如何完成结果评估。

（4）对于急危重症需抢救的患者，应确保患者及时妥善得到后续救治诊疗支持。

6. 何谓诊疗过程中的不同阶段？

答：患者从进院就诊，到门、急诊诊疗结束，或住院治疗从住院到出院，在这个全程诊疗过程中，可能涉及门、急诊阶段和/或住院阶段。诊疗阶段发生变化时，责任主体也随之发生改变。在门、急诊阶段一般由门、急诊出诊医师负责，住院阶段由所在科室的主管医师负责。当患者接受各种诊疗措施时，由每一个诊疗手段的实施者对这个诊疗阶段承担首诊职责，该实施者包括所有医务人员，不限于医师。

7. 首诊医师如何保障医疗行为可追溯？

答：首诊医师接诊患者后，应当对其实施的诊疗行为履行告知义务，并及时完成医疗记录。

8. 非本医疗机构诊疗科目范围内疾病，无法提供诊治，如何做到首诊负责？

答：如果患者罹患非本医疗机构诊疗科目范围内的疾病，虽无法提供诊治，但必须先评估患者病情状况，判断其是否存在急危重症情况。如果患者病情平稳，应给患者提供适当的就医建议，履行告知义务并书写转诊医疗记录。对急危重症需抢救的患者应当按照急危重患者抢救制度进行诊疗。

9. 如果借用他人信息挂号，是否承担首诊负责制的主体责任？

答：如果就诊患者借用他人信息挂号，

医师有权拒绝接诊，不承担首诊负责制的主体责任。但若患者病情处于急危重症状态，医师须按未挂号患者予以接诊并承担首诊职责。

10. 互联网医疗是否存在首诊责任？

答：互联网医疗服务的首诊责任管理按照国家卫生健康委发布的《互联网诊疗管理办法（试行）》《互联网诊疗监管细则（试行）》等有关规定执行。

（胥雪冬、徐昕晔、李西英、李珊）

二、三级查房制度

（一）定义

指患者住院期间，由不同级别的医师以查房的形式实施患者评估、制定与调整诊疗方案、观察诊疗效果等医疗活动的制度。

（二）基本要求

1. 医疗机构实行科主任领导下的三个不同级别的医师查房制度。三个不同级别的医师可以包括但不限于主任医师或副主任医师—主治医师—住院医师。

2. 遵循下级医师服从上级医师，所有医师服从科主任的工作原则。

3. 医疗机构应当明确各级医师的医疗决策和实施权限。

4. 医疗机构应当严格明确查房周期。工作日每天至少查房2次，非工作日每天至少查房1次，三级医师中最高级别的医师每周至少查房 2 次，中间级别的医师每周至少查房 3 次。术者必须亲自在术前和术后 24 小时内查房。

5. 医疗机构应当明确医师查房行为规范，尊重患者、注意仪表、保护隐私、加强沟通、规范流程。

6. 开展护理、药师查房的可参照上述规定执行。

【释义】

1. 何谓查房？

答：查房是指医护人员在病房里对住院患者实施患者评估、制定与调整诊疗方案、观察诊疗效果等医疗活动，其核心是检查、评估患者，了解、分析与预测患者疾病相关的信息，包括患者生理、心理、家庭和社会信息，旨在制定与调整诊疗方案，观察诊疗效果，开展医患沟通等医疗活动。

2. 何谓患者评估？

答：由具有法定资质的医师和护理人

员，按照制度、程序、诊疗指南或规范，对患者进行疾病诊断与评估，并结合患者心理、家庭和社会因素进行分析、综合判断，据其结果制订诊疗计划并实施规范的同质化服务。查房是最常见的患者评估方式，但不仅限于此形式。

3. 医疗机构如何制定"患者评估管理制度和流程"？

答：医疗机构应制定患者评估管理制度和流程，包括评估项目、评估人及资质、评估标准与内容、时限要求、记录文件格式等，且规定由医疗管理、护理管理等部门监管患者评估工作。

患者评估的重点范围至少应包含住院患者评估、手术前评估、麻醉风险评估、危重患者评估、危重患者营养评估、住院患者再评估、手术后评估、出院前评估等。

患者评估内容可以各不相同，可能需要由一位或多位有资质的人员完成，也可能在不同的时间点完成，但所有的评估结果都必须在患者诊疗过程中完成。诊疗措施需要评估结果来决策时，该评估应当在诊疗措施实施前完成。

4. 何人可为患者提供评估服务？

答：由执业医师和注册护士，或是经医疗机构授权的其他岗位卫生技术人员实施对患者的评估工作。

执行患者评估工作的应是在本机构注册的执业医师和注册护士，或是经医疗机构授权的其他岗位卫生技术人员。医疗机构对具备资质的医师、护士及相关专业的卫生技术人员进行评估标准与内容、时限要求、记录文件格式等内容的培训与教育。

患者评估和再评估是一个医疗质量管理的重点过程，它要求评估者受过专业教育、训练，具有专门的知识和技能。因此，对进行各种评估的人员的资格要求和职责必须以书面形式加以规定。

特别要对进行急诊患者评估的人员资格进行明确规定。

每一个专科必须在执业范围、相关的法律法规或要求的资格证书规定的范围内进行患者评估。

5. 如何使用患者评估的结果，指导医务人员的诊疗活动？

答：医务人员应当及时对患者进行初次评估与再评估，明确患者的医疗和护理服务需求，并将评估结果记入住院病历中。

患者评估资料供临床科室直接负责患者诊疗、护理工作的医师、护士合理使用，为制定诊疗（手术）方案（计划）和会诊、讨论提供支持，使用过程中应注意保护患者隐私。

为了尽快给予患者正确治疗，首次患者评估必须尽快完成。医疗机构应规定各科完成患者评估的时间框架，尤其是医疗和护理评估。

6. 如何确立患者评估的时间框架？

答：患者评估的时间框架取决于许多因素，包括医疗机构为患者提供的服务类型、治疗的复杂程度、持续时间及治疗过程中的病情动态变化。医疗机构可以对不同的部门和服务规定不同的患者评估时间框架。参与患者服务的相关人员能及时获得这些评估信息。至少包括但不限于以下内容。

（1）在紧急情况下，患者的初次医疗和护理评估可能仅限于对患者显而易见的需求和状况的评估。当紧急手术前没有时间为急诊手术患者记录完整的病史和体检时，在病历中必须有一个包含术前诊断的简要病情记录。

（2）初次医疗和护理评估结果在患者入院后24小时内或根据病情在更短的时间内完成，应明确患者最紧急或最重要的治疗需求。

（3）根据急诊科患者需求和病情初次评估决定患者去向，包括回家休养、留观、收入住院、转院等。

（4）在麻醉或手术、介入治疗前应完成相关评估记录。

（5）对急、危重症患者的评估。应及时完成是否应进入重症医学科诊疗的评估。

（6）诊疗过程中应及时对患者进行再评估，以判断患者对治疗的反应，适时调整医疗、护理方案，或根据评估结果确定出院或转院。

（7）住院时间一个月以上或明显超过本科室平均住院天数的患者，应每月或及时进行一次再评估。

（8）患者评估结果应记录在病历中。

7. 如何理解三级查房？

答：三级查房，重在表明对于每一位住院患者都必须有三种不同级别的医师开展查房活动。医疗机构应当根据本机构医师队伍和管理体制建立本机构的三级查房和相应的诊疗体系。所谓三种级别，即分别具有高级、中级和初级三个不同层次或资质的医师，包括但不限于主任医师 / 副主任医师—主治医师—住院医师。

8. 为什么要实行科主任领导下的三级查房？

答：《医疗质量管理办法》规定科室主任是科室医疗质量安全的第一责任人，所有本科室的诊疗活动应在科主任领导下完成，实行分级分层管理。

科主任根据科室/病区床位、工作量、医师的专业资质层次和能力等要素可组建若干个医疗团队（或称主诊医师制、医疗组长制、主任医师制等），指定医疗团队的负责人（含医疗组长、主诊医师和带组的主任医师/副主任医师等），中间级别和最低级别的医师可参照职称、个人技术能力等因素选拔和认定，报医疗管理部门审核和相关委员会批准并定期调整。科主任可以同时担任医疗团队的负责人。

医疗团队的负责人应对本团队经治患者的诊疗活动承担责任；为确保医疗质量与安全，医疗管理部门应对各级各类人员有明确的岗位职责与技能要求。

医疗团队的组织模式可以多样化，应根据本机构的功能任务、专业设置、医疗资源分布以及科研教学需求等要素，确立适合于本医疗机构运行需要的三级查房和诊疗责任体系，应采用本机构官方文件形式予以公布，医疗管理部门应履行监管责任。

9. 科室人力资源不足，如何实施三级查房？

答：医疗机构应当根据本机构医疗服务能力提供的实际情况，结合当地患者的医疗需求合理设置临床科室，积极配置相关科室必需的人力资源。

对不能满足每一位住院患者必须有三个不同级别的医师进行诊疗管理的专业部门 / 科室，医疗机构可采用专业类别相同或相近的专业部门 / 科室合并运行，或实行大外科、大内科管理体制开展医疗活动。确无法满足要求的，应当停止提供相关住院诊疗服务。

10. 如何理解各级医师的医疗决策和实施权限？

答：医疗行为权限分为两种：医疗决策权限和医疗实施权限。

医疗决策权限是指医师或医疗团队根据患者评估和医疗机构、医疗团队或医师个人的诊治能力制定患者个性化的诊疗方案，一般情况下，对于门、急诊患者，限于具备独立承担责任能力的门、急诊医师；对于住院患者，限于科主任、医疗团队负责人或医疗管理部门指定的医师。医疗决策权限的具体内容在不同医疗场所可有不同，以保证医疗质量与安全为目标，由医疗机构和所在专科共同制定。

医疗实施权限是指患者的诊疗方案制定后，逐项予以实施的权限，每一位医师应当根据其个人能力经医疗机构授权后方可拥有相应权限。

医疗行为的医疗决策权限包括但不限于诊疗方案的制定与确认，特别是手术（含介入、内镜下手术）、麻醉等高风险操作的决策权；医疗行为的实施权限包括但不限于处方权、特殊药品处方权、会诊权、手术（含介入、内镜下手术）、麻醉等高风险操作的实施权等，部分实施权限与决策权限是重叠的。

医疗机构应重视对本机构各级医师医疗决策和实施权限的评价与授予工作，有本医疗机构发布的工作制度与实施管理文件，根据医疗机构功能定位、医疗技术复杂性和医师个人能力不同，通过相关的组织与评估流程，对不同的医师授予不同的医疗行为的决策权限和实施权限，记入个人技术档案，相关信息在医疗机构内部予以公布。

医疗机构应对各级医师的医疗决策权限和实施权限开展定期及不定期的评估，并根据评估结果进行动态调整。

11. 如何理解查房周期？

答：所有患者必须有三个不同级别的医师来实施查房等诊疗管理，医疗机构应当严格明确查房周期，不能少于《要点》规定的要求。作为住院患者，工作日每天至少接受查房2次，非工作日每天至少接受查房1次。作为医师，可以一个医师完成查房，也可以几个医师共同查房；其中，最高级别的医师每周至少查房2次，中间级别的医师每周至少查房3次。

《要点》中规定的查房频次是最低要求，科室和医师应当根据患者病情和工作需要，对病情危重或病情变化存在不确定性的患者提高查房频次，以保障医疗质量安全。

12. 为什么要设置不同级别医师查房周期？

答：患者住院期间，限于病情的个体性和诊疗措施的落实，不可避免地出现病情的变化甚至恶化，定期或根据病情不定期查房是随时、及时了解患者病情变化的基本措施，同时，医师的个人专业知识及行为倾向也难以避免存在病情观察遗漏或片面等情况，多人、多次查房是尽量避免这类情况发生的重要手段。

13. 是否每次查房都需要记录？

答：查房过程或结果，原则上应当在当天的病历记录中有所体现，病情稳定时可以每 2~3 天合并记录一次，除了上级医师履行管理职责、审核病历中补录或修改的内容外，不允许倒记（先前的病程记录记录在后发生的病程记录之后）和随意补记（抢救记录除外），病情不稳定时应随时记录。医嘱作为病历的一部分也可以体现诊疗行为的可追溯性，但重要的医嘱（如抢救患者、主要诊疗措施、与诊疗规范不一致的医嘱）应当在病程记录中说明其合理性和必要性。

14. 查房行为规范包括哪些？

答：医疗机构应当明确本机构的查房行为规范，包括但不限于以下几项。

（1）上级医师查房一般有下级医师陪同。

（2）查房前，医师应当了解患者病情变化和检查、检验结果。

（3）首次查房时，医师应当对患者做

自我介绍。

（4）医师要仪容端正、衣着整齐。

（5）查房时，仅限于谈及医疗及与该患者疾病治疗相关的话题。

15. 尊重患者包括哪些内容？

答：包括但不限于以下几项。

（1）尊重患者的知情权和隐私权。

（2）尊重患者的诊疗选择权，主动提供替代方案并陈述优缺点供患者或其法定代理人选择时参考。

（3）不得有侮辱、歧视性语言。

（4）在患者心理、家庭承受能力可及的范围内实施诊疗活动，以保护患者的尊严。

16. 如何保护患者隐私？

答：检查患者身体时应当适当遮挡，避免无关人员窥视，不可在公开场合谈论患者相关信息。

患者病情、治疗及预后等情况应与其本人或其法定代理人沟通，并予以说明，不得向其他无关人员泄露。

17. 有条件的医疗机构如何开展护理查房？

答：护理查房是指不同级别的护理人员按照护理程序开展患者评估，提出护理解决方案的护理活动，以保证患者照护过程中的质量和安全，进行护理工作协调，提高护理工作效率。

护理主管部门应当根据本机构的护理队伍及能力对本机构的护理查房体系（含级别和架构、人员资质等）予以确认，并明确各级护理查房内容和频次。

医疗机构应积极推动护士、医师或 / 和药师等人员联合查房，更加有利于患者诊疗决策的全面性、综合性，以及促进团队沟通和体现集体合作精神。

18. 有条件的医疗机构如何开展药师查房？

答：临床药师通过参加医师查房或单独查房，了解患者病情及治疗情况，参与临床医师的药物治疗方案的制定、执行和修改，为患者提供用药教育、用药咨询等药学监护服务，为医疗团队提供药学技术支持，其目的是促进合理用药，减少药物治疗风险。

药师查房主要针对重点患者（例如，多病多药、脏器功能不全、术前术后、药物治疗毒副作用较大、对已有药物疗效不佳的危重患者、应长期用药但依从性不佳等）进行，全面监护药物疗效及不良反应。

医疗机构应积极推动药师、医师和护士等人员联合查房，更加有利于患者诊疗决策的科学性，以及促进团队沟通和体现集体合作精神。

（张勤、尹畅、钱莎莎、
刘秋生、李礼安）

三、会诊制度

（一）定义

会诊是指出于诊疗需要，由本科室以外或本机构以外的医务人员协助提出诊疗意见或提供诊疗服务的活动。规范会诊行为的制度称为会诊制度。

（二）基本要求

1. 按会诊范围，会诊分为机构内会诊和机构外会诊。机构内多学科会诊应当由医疗管理部门组织。

2. 按病情紧急程度，会诊分为急会诊和普通会诊。机构内急会诊应当在会诊请求发出后 10 分钟内到位，普通会诊应当在会诊发出后 24 小时内完成。

3. 医疗机构应当统一会诊单格式及填写规范，明确各类会诊的具体流程。

4. 原则上，会诊请求人员应当陪同完

成会诊，会诊情况应当在会诊单中记录。会诊意见的处置情况应当在病程中记录。

5. 前往或邀请机构外会诊，应当严格遵照国家有关规定执行。

【释义】

1. 为什么要开展会诊?

答：根据《中华人民共和国民法典》《中华人民共和国刑法》的规定，医师必须按照疾病的诊疗规范开展医疗活动。

医学的专科化发展决定一名医师不可能对所有疾病都具备相应的诊治能力，因此专科专治是给予患者同质化诊疗的基础。同时，一位患者就诊时往往患有多种疾病，需同时开展诊疗，鉴于疾病诊疗规范和指南往往有定期或不定期的更新和修订，医师不可能知晓其所有经治疾病的所有诊疗规范的动态变化，多学科合作是规范诊疗和保障医疗质量以及患者安全的重要举措。因此，如果医师不熟悉本专科以外疾病的诊疗规范，除急诊抢救患者外，应经上级医师查房同意提请他科会诊。

2. 在什么情况下需要会诊？

答：《中华人民共和国医师法》第二十二条规定，医师在注册的执业范围内，按照有关规范进行医学诊查、疾病调查、医学处置、出具相应的医学证明文件，选择合理的医疗、预防、保健方案。

如果患者所患疾病属于执业范围之外，应通过会诊转至相关科室开展诊疗；患者罹患本科疾病的基础上并伴随有执业范围外的疾病需要同时治疗，应在积极治疗本专业范围疾病的基础上，请求会诊协助诊疗或严格按照该疾病的诊疗规范实施诊疗。

医疗机构应有院内会诊管理相关制度与流程，包括会诊医师资质与职责、会诊时限、会诊记录书写等要求。

3. 为什么医疗机构内的多学科会诊要由医疗管理部门组织？

答：多学科会诊是指同时邀请两个及以

上学科参与的会诊，需要涉及跨部门/科室、跨专业领域的活动，为了确保多学科会诊的效率与质量，应由医疗管理部门负责组织会诊。具体有以下几个优势：一是可以提高会诊的效率和及时性；二是便于有效协调院内相关医疗资源；三是对会诊质量进行有效监管；四是对参与多学科会诊医师的资质进行把关等。

4. 在什么情形下可以发出急会诊申请？

答：当患者罹患疾病超出了本科室诊疗范围和处置能力，且经评估可能随时危及生命，需要院内其他科室医师立刻协助诊疗、参与抢救，此种情形可以发出急会诊申请，并要求受邀科室医师 10 分钟内到达。为了避免造成有限的医疗资源浪费，提高急会诊的质量与效率，邀请会诊的医师需要严格把握急会诊指征。同时，医疗机构应当对急会诊的申请予以监管。

5. 如何理解"会诊发出"？

答：根据医疗机构自身实际情况制定制

度与流程，明确"会诊发出"的定义，可以以电话呼叫、电子或纸质申请单发出等形式进行定义。医疗管理部门需明确本机构"会诊申请收到"的定义，即以接听电话，收到电子、纸质申请单等形式进行定义。

急会诊必须采用即发即达的通知方式，如电话通知，急会诊的申请单不需送达应邀会诊科室。

6. 急会诊如何才能做到 10 分钟内到位？

答：医疗机构应当重视急会诊的 10 分钟到位原则，制定急会诊到位流程，定期组织演练；保证有效的通信方式、急会诊院内行走路径、电梯快速运送等畅通；合理调配医务人员以确保急会诊及时到位。

急会诊记录单应明确记录邀请会诊时间和会诊到达时间，并具体到分钟。

7. 请求会诊和受邀会诊医师应该具备什么资质？

答：请求会诊和受邀会诊医师的业务水平是会诊质量的重要保障，医疗管理部门应对会诊相关医师的资质进行规定，以保证会诊质量，提高会诊双方及患者的满意度。

普通会诊应由主治及以上技术职称医师或三级查房医师中的中级及以上的医师提出；多学科会诊的请求人员原则上为科主任、主诊医师、医疗组长、带组的主任医师等医师；邀请机构外专家会诊原则上应征得科主任同意及医疗管理部门批准。非特殊原因，不得越级开展工作。

普通会诊受邀医师应当具有主治医师资质或医疗管理部门认定的医师。急会诊的请求医师和受邀医师不受资质限制，但应首选在岗的最高资质医师。

8. 会诊单格式及填写规范应包含哪些基本要素？

答：会诊单至少应由以下几个要素组成，住院号/就诊卡号、姓名、性别、年龄、简要病情及诊疗情况、会诊目的、申请人签名、申请时间（时间记录到分）、会诊意见或建议、会诊人签名及会诊完成时间（时间记录到分）。

9. 医疗机构应该制定哪些类型的会诊流程?

答：医疗机构制定的会诊流程包括但不限于以下类型。

（1）机构内普通会诊流程。

（2）机构内急会诊流程。

（3）机构内多学科会诊流程（含全院大会诊）。

（4）邀请机构外专家会诊流程。

（5）被邀请至外机构会诊流程。

（6）远程会诊流程。

10. 为什么要求会诊请求人员陪同会诊?

答：会诊是一个短时间完成的诊疗协商过程，为便于受邀会诊医师尽快并准确了解会诊患者的病情，请求会诊人员应向受邀会诊医师介绍患者基本情况和诊疗过程，并清晰、准确表明会诊目的、会诊要求，以便提高会诊效率。急会诊请求方必须全程陪同。

会诊请求人员陪同会诊，也是对受邀会

诊医师的尊重。

11. 会诊意见或建议的执行情况如何在病程记录中体现？

答：会诊请求人员应当在病历中将会诊意见或建议的执行情况进行记录，对未执行的会诊意见或建议应在病程记录中注明理由。

12. 是否允许进行电话会诊？

答：医疗机构内的会诊，属于医师诊疗行为范畴，依据《中华人民共和国医师法》规定，必须亲自诊查、调查，并按照规定及时填写病历等医学文书，故医师必须到现场亲自诊查患者，不允许以电话形式进行会诊。若遇有紧急抢救，可以在电话中先进行病情交流，同时尽快赶到现场会诊。电话交流不能代替急会诊 10 分钟内到位的要求。

13. 国家对前往或邀请机构外会诊有哪些规定？

答：参照原卫生部于 2005 年 4 月颁布的《医师外出会诊管理暂行规定》执行。

14. 如何开展互联网医院会诊和远程会诊？

答：按照国家卫生健康委于 2018 年颁布的《互联网医院管理办法（试行）》《互联网诊疗管理办法（试行）》《远程医疗服务管理规范（试行）》执行。

15. 门诊疑难病例会诊如何开展？

答：医疗机构应当按照《医疗机构门诊质量管理暂行规定》，根据自身实际情况，制定门诊疑难病例会诊管理相关制度和流程，明确本机构门诊疑难病例会诊的范围、会诊的形式及会诊的程序。

16. 会诊结束的标志是什么？

答：受邀会诊医师根据本次会诊情况完成会诊意见书写视为本次会诊结束。

（李西英、李珊、胥雪冬、
徐昕晔、李明）

四、分级护理制度

（一）定义

指医护人员根据住院患者病情和（或）自理能力对患者进行分级别护理的制度。

（二）基本要求

1. 医疗机构应当按照国家分级护理管理相关指导原则和护理服务工作标准，制定本机构分级护理制度。

2. 原则上，护理级别分为特级护理、一级护理、二级护理、三级护理4个级别。

3. 医护人员应当根据患者病情和（或）自理能力变化动态调整护理级别。

4. 患者护理级别应当明确标识。

【释义】

1. 何谓分级护理？

答：分级护理是指患者在住院期间，医

护人员根据患者病情和（或）自理能力进行分级别护理。护理级别依据患者病情和自理能力分为四个级别：特级护理、一级护理、二级护理和三级护理。临床护士应实施与患者病情和（或）自理能力相适应的护理级别，并给予相对应的标识提示，从而保障患者安全，提高护理质量。

分级护理制度作为重要的护理工作制度之一，在保证护理服务质量、确定临床护理人员编制、合理配置护理人力资源、制定护理服务收费标准等方面发挥着重要的作用。2013 年，原国家卫生计生委颁布了中华人民共和国卫生行业标准 WS/T 431–2013《护理分级》，明确了分级护理的定义、基本要求以及患者自理能力的评估依据及标准。为使分级护理在临床上更具有可操作性，推进医疗机构临床护理服务质量持续改进，促进优质护理服务持久、深入发展，原国家卫生计生委又对分级护理制度的定义、核心要点、护理要求、制度督查量化及落实流程进行了补充和细化。

2. 国家分级护理管理相关指导原则有哪些?

答：原卫生部 1982 年颁布的《医院工作制度》中规定：患者入院后，应根据病情决定其护理级别，划分为特级、一级、二级、三级护理 4 个级别。2009 年原卫生部印发的《综合医院分级护理指导原则（试行）》中提出，依据疾病的轻重缓急和患者的自理能力来确定护理级别，首次将患者的自理能力引入分级护理之中。如何确定患者的自理能力，在文件中没有统一的标准。

2013 年，原国家卫生计生委颁布了中华人民共和国卫生行业标准 WS/T 431–2013《护理分级》，明确了采用 Barthel 指数评定量表对日常生活活动进行评定，根据 Barthel 指数总分，确定自理能力等级，并提出临床护士应根据患者的护理分级和医师制订的诊疗计划，为患者提供护理服务，根据患者护理分级安排具备相应能力的护士。

为各级各类医疗机构制定和执行本机构分级护理制度及护理工作服务标准提供了基本遵循。

可见，患者护理级别的确定应是在医护充分沟通之后，由医生开具护理级别医嘱，护士有效执行，并做到能级对应。

3. 特级护理、一级护理、二级护理、三级护理的适用情况有哪些？

答：护理级别由医护人员根据患者病情和（或）自理能力进行评定。

特级护理：适用于维持生命，实施抢救性治疗的重症监护患者；病情危重，随时可能发生病情变化需要进行监护、抢救的患者。

一级护理：适用于病情趋向稳定的重症患者；病情不稳定或随时可能发生变化的患者；手术后或者治疗期间需要严格卧床的患者；自理能力重度依赖的患者。

二级护理：适用于病情趋于稳定或未明确诊断前，仍需观察，且自理能力轻度依赖的患者；病情稳定，仍需卧床，且自理能力轻度依赖的患者；病情稳定或处于康复期，且自理能力中度依赖的患者。

三级护理：适用于病情稳定或处于康复期，且自理能力轻度依赖或无须依赖的患者。

4. 住院患者病情和（或）自理能力评估的内容有哪些?

答：住院患者的病情由主治医师进行评定，分为病危/抢救、病重/病情不稳定、病情稳定/康复期，需根据病情变化及时评定。

患者自理能力采用 Barthel 指数评定量表对日常生活活动，包括进食、洗澡、修饰、穿衣、控制大便、控制小便、如厕、床椅转移、平地行走、上下楼梯 10 个项目进行评定（见表 4-1），将各项得分相加即为总分，根据总分，将自理能力分为重度依赖、中度依赖、轻度依赖和无须依赖四个等级（见表 4-2）。患者新入院（转入）、出院、手术当天、术后第一天时，护士需对患者进行自理能力评分，当出现其他特殊情况，如病情变化等需重新评分。

表 4-1　Barthel 指数（BI）评定量表

序号	项目	完全独立	需部分帮助	需极大帮助	完全依赖
1	进食	10	5	0	–
2	洗澡	5	0	–	–
3	修饰	5	0	–	–
4	穿衣	10	5	0	–
5	控制大便	10	5	0	–
6	控制小便	10	5	0	–
7	如厕	10	5	0	–
8	床椅转移	15	10	5	0
9	平地行走	15	10	5	0
10	上下楼梯	10	5	0	–

Barthel 指数分：　分

注：①根据患者的实际情况，在每个项目对应的得分上画√。②引自 WS/T 431–2013《护理分级》。

表 4-2　自理能力分级

自理能力等级	等级划分标准	需要照护程度
重度依赖	总分 ≤ 40 分	全部需要他人照护
中度依赖	总分 41 ~ 60 分	大部分需他人照护
轻度依赖	总分 61 ~ 99 分	少部分需他人照护
无须依赖	总分 100 分	无须他人照护

注：引自 WS/T 431–2013《护理分级》。

5. 如何明确标识护理级别？

答：为了更好地落实各级别护理要求，各医疗机构应明确各级护理标识，护理标识需在患者床头卡、床位图（含电子信息卡）等患者信息载体中体现，使其在护士临床工作中发挥显著的提醒作用。当患者护理级别出现变化时需同步调整护理标识。

由于我国医疗机构众多，各医疗机构传统习惯差异较大，建议用颜色来表示护理级别，包括但不限于以下几种。

（1）特级护理（特护）一般用红色标记，其护理的对象是病情危重或重大手术后的随时可能发生意外，需要严密观察和加强照护的患者。

（2）一级护理用粉红色标记，表示重点护理，但不派专人守护。

（3）二级护理用蓝色标记，表示病情无危险性，主要是照顾病情稳定的重症恢复期患者，年老体弱、生活不能完全自理、不宜多活动的患者。

（4）三级护理是普通护理，用绿色标记或不做任何标记。

（李环廷、魏丽丽、王平、

林箐、余双彬）

五、值班和交接班制度

（一）定义

指医疗机构及其医务人员通过值班和交接班机制保障患者诊疗过程连续性的制度。

（二）基本要求

1. 医疗机构应当建立全院性医疗值班体系，包括临床、医技、护理部门以及提供诊疗支持的后勤部门，明确值班岗位职责并保证常态运行。

2. 医疗机构实行医院总值班制度，有条件的医院可以在医院总值班外，单独设置医疗总值班和护理总值班。总值班人员需接受相应的培训并经考核合格。

3. 医疗机构及科室应当明确各值班岗位职责、值班人员资质和人数。值班表应当在全院公开，值班表应当涵盖与患者诊疗相关的所有岗位和时间。

4. 当值医务人员中必须有本机构执业的医务人员，非本机构执业医务人员不得单独值班。当值人员不得擅自离岗，休息时应当在指定的地点休息。

5. 各级值班人员应当确保通讯畅通。

6. 四级手术患者手术当日和急危重患者必须床旁交班。

7. 值班期间所有的诊疗活动必须及时记入病历。

8. 交接班内容应当专册记录，并由交班人员和接班人员共同签字确认。

【释义】

1. 为什么要建立"全院性医疗值班体系"？

答：患者的诊疗活动是一个连续性工作过程，医疗机构有连续工作要求的部门或科室均应安排专人值班，以保障诊疗活动正常进行。除了临床、医技、护理等岗位外，信息系统保障部门与提供水、电、气、消防及其他公用设施应急保障的后勤相关部门也应安排值守。

2. 值班和交接班如何体现诊疗活动的连续性？

答：值班和交接班的连续性，包括医师间、护士间以及医护间的患者诊疗信息传递。由于部分医疗机构存在医疗值班和护理值班两套单独的值班体系，不能完全保证随时获取同一患者的信息，因此，医疗机构应设置定期的医护联合交班来实现患者信息的沟通与交流。

3. 如何理解"有条件的医院可以在医院总值班外，单独设置医疗总值班和护理总值班"？

答：医院总值班是医疗机构行政部门在非工作时间承担行政领导协调职责的值班机制，考虑到非工作时间，不仅仅有行政相关的事项需要处置，更多的是处置与医疗相关的专业事项，行政科室人员对临床工作并不熟悉，难以对医疗相关的事项进行及时有效的协调。因此，对一些在非工作时间，医疗相关事项协调需求较多的医疗机构，在相关人力资源基本满足要求的情况下，可另外设置医疗总值班和护理总值班，以提高总值班的协调效率。

医疗总值班在非工作时间承担由医疗管理部门负责的职责。护理总值班在非工作时间承担由护理管理部门负责的职责。

4. 医师与护理交接班记录的基本内容包括哪些？

答：医师交接班记录包括交班医师对需要交班的患者病情及诊疗情况进行简要总结的记录，该记录应当在交班前由交班医师书写完成；接班医师应在交接班记录上签字确认，并注明签字时间（精确到分钟）以体现交接班时间可追溯。

需要交班的患者应包括但不限于：新入院患者诊断未明或评估后病情不稳定，急危重患者，当日接受手术及侵入性操作患者，有当日检查、检验结果为危急值的患者及其他需特别注意的患者。另外，可以根据本科室的患者特点，再增列其他的交班内容。

急危重患者和当日四级手术的患者，因情况特殊并且需随时评估，必须床旁交班，给予口头详尽叙述交接班内容以及相关的注意事项，并将交接班内容及注意事项及时记录到交接班记录册当中。

值班人员应在下班前对值班期间患者的重要处置记录于交接班记录中。

护理交接班记录可以包括但不限于交班或接班日期、患者姓名、性别、年龄；新入院患者应包括入院时间、主诉、入院情况、入院诊断、以往简要诊疗经过；非当日入院需要交班的患者应包括目前病情变化、目前诊断及交班注意事项或接班诊疗计划，必要时包括饮食情况、睡眠情况、情绪变化、并发症观察、手术准备、检查准备、护理措施落实等内容。

5. 如何对医疗机构总值班进行管理？

答：医疗机构应建立医院总值班管理与

工作体系，制定医院总值班管理制度（包括岗位职责、值班人员资质、值班人数、通信联系工具、交接班机制及记录内容清单等），明确主管部门并履行管理职责；对值班人员进行上岗前培训，考核合格后才能参与值班。

6. 何谓本机构执业医务人员？

答："本机构执业医务人员"是指注册在本医疗机构（含区域注册）且接受本机构人力资源管理部门管理的医务人员。进修医务人员、对口帮扶医务人员等按照国家医务人员注册相关规定不需做注册变更的，经医疗管理部门考核合格后可按本机构执业医务人员管理参与值班。但进修医师在进修期间的前 3 个月，原则上不安排单独值班。

非本医疗机构的规培人员符合下列条件：①取得执业医师证书；②在本医疗机构注册；③在本机构规培满 1 年。经医疗管理部门考核合格后，可按本机构执业医务人员管理参与值班。

属于本医疗机构编制内的规培人员，应

根据其临床能力，由科室申请，医疗管理部门审批后可以安排单独值班，但应该有一定的加强培训阶段，具体培训时间由本机构确定。

7. 何谓单独值班？

答：单独值班是独立承担医疗机构所设的各类值班岗位的工作，即由具备岗位资质的个人，独立决策处理值班期间全部业务，并对其决策和处理的工作负责。

当值医务人员必须是有本机构执业资质的执业医师及经医疗管理部门认定许可的进修医师、符合条件的规培人员和对口帮扶医师，其他医务人员不得单独值班。

乡镇医疗机构的执业助理医师，经医疗管理部门认定后允许在本机构单独值班。

8. 为什么非本机构执业医务人员不得单独值班？

答：非本机构执业医务人员存在流动性大、能力水平参差不齐、责任界定不清等情况，所以不能单独值班，只能在上级医师的带领下参与值班，不得顶岗单独值班。

9. 医疗机构如何规定值班人员的值班时间和值班区域?

答:医疗机构及各科室部门应结合本机构及本科实际情况,根据各个值班岗位职责对值班时间和值班区域以文件形式予以明确,以确保医疗工作的连续性和处置的及时性。

值班人员排班表在适当范围内提前公开,不得擅自离岗,接班人员未到岗完成交接班前,交班人员不得离岗,直到接班人员到岗完成交接班后方可离开。

10. 病区值班医师能参加择期手术吗?

答:值班岗位职责应包含本科室所有患者的非预期事件的处置,往往带有突然性,值班医师应当随时待命,因此本科室或病区值班医师原则上不得参与择期手术,若因专业需要必须参加时,应有相同或更高级别资质医师接替值班并在岗,告知当班护士,同时报备医疗管理部门后方可参加。

11. 病区值班医师能参加门诊吗?

答:正常工作时间,原则上不得安排值

班医师参加门诊工作。因特殊情况确需值班医师参加门诊工作的，应当报科室主任或病区主任或上级医师批准，并确认有相同或更高级别资质的本科人员替班并承担相应值班责任。

12. 值班医师遇到急会诊或紧急手术时怎么办？

答：处置急会诊或急诊手术等紧急情况是值班医生的职责，医疗机构应当在值班制度中予以明确，并根据本机构实际情况指导各科室合理安排值班力量，保障患者紧急医疗需求得到及时处置以及值班区域相关正常医疗工作的连续性和及时性。必要时，值班医师应当报告医院（医疗）总值班或医疗管理部门启动相关应急预案。

13. 交接班记录可以是电子版吗？需要打印出来吗？交接班记录的保存时限有什么要求？

答：可以使用电子交接班记录。已实现电子签名的交接班记录，不需要打印；没有电子签名的，需要打印并完成签名。电子交接班记录的书写要求同纸质交接班记录，且修改情况应在系统中留痕，可追溯。交接班记录按照临床使用需求时限保存。

（王平、林箐、王惠英、
李环廷、魏丽丽）

六、疑难病例讨论制度

（一）定义

指为尽早明确诊断或完善诊疗方案，对诊断或治疗存在疑难问题的病例进行讨论的制度。

（二）基本要求

1. 医疗机构及临床科室应当明确疑难病例的范围，包括但不限于出现以下情形的患者：没有明确诊断或诊疗方案难以确定、疾病在应有明确疗效的周期内未能达到预期疗效、非计划再次住院和非计划再次手术、出现可能危及生命或造成器官功能严重损害的并发症等。

2. 疑难病例均应由科室或医疗管理部门组织开展讨论。讨论原则上应由科主任主持，全科人员参加。必要时邀请相关科室人员或机构外人员参加。

3. 医疗机构应统一疑难病例讨论记录的格式和模板。讨论内容应专册记录，主持人需审核并签字。讨论的结论应当记入病历。

4. 参加疑难病例讨论成员中应当至少有 2 人具有主治及以上专业技术职务任职资格。

【释义】

1. 医疗机构及临床科室如何明确疑难病例的范围?

答：尽早识别疑难病例是落实疑难病例讨论制度的前提条件，应从院、科两级层面明确疑难病例的识别标准。

（1）医疗机构应根据本机构诊疗范围及医疗技术水平，明确本医疗机构疑难病例识别的基本指征，并要求全体医务人员知晓。识别疑难病例的基本指征，至少应包括以下情形。

①患者当前有明确的症状体征，但没有

明确的诊断或诊疗方案难以确定。

②疾病在应有明确疗效的周期内未能达到预期疗效。

③非计划再次住院和非计划再次手术。

④出现可能危及生命或造成器官功能严重损害的并发症等。

（2）临床科室应当在本医疗机构疑难病例识别基本指征范围的基础上，根据专业学科特点和诊疗常规，进一步细化、明确本科室的疑难病例识别标准。

2. 为什么强调参加疑难病例讨论成员中应当至少有 2 人具有主治及以上专业技术职务任职资格？

答：疑难病例的疾病情况比一般疾病更复杂，诊疗过程所需要的医疗技术条件和支持要求也更高，为尽早明确诊断或完善诊疗方案，所组织的疑难病例讨论会必须由具备较强临床能力的医师参加，主治及以上专业技术职务任职资格人员具有较为完备的理论知识和丰富的临床经验，对疑难病例具有较强的判断能力和诊治能力，是能够提出合理诊疗方案的基本保障。同时，医疗机构及其临床科室应组织足够的人员数量及技术力量，保障疑难病例讨论内容的全面性和科学性。

3. 医疗机构疑难病例讨论记录文本应包括哪些内容？

答：疑难病例讨论记录内容应包括但不限于患者基本信息，讨论时间、地点、参加人（其他科室人员应注明学科、职称）、主持人、记录人，讨论过程中各发言人发言要点，讨论结论（主要是指后续诊疗方案），主持人审核签字。讨论结论记入病历。

4. 如何发挥疑难病例讨论制度的作用？

答：一是要妥善解决患者本次就诊需要处理的医疗问题，保障患者当次就医全过程的安全和诊疗质量。二是要强化疑难病例经验积累意识，不断提高医师个人、科室乃至医疗机构层面对同类疑难病例的诊疗水平。三是要在医疗机构内适时交流疑难病例诊疗经验，促进医疗能力和技术水平全面提升。

5. 为什么疑难病例讨论制度原则上由科主任主持？

答：科主任是本科室医疗质量管理的第一责任人，有责任对科室疑难病例的诊疗工作进行协调与把关，因此疑难病例讨论理应由科主任主持。在科主任公差期间，应向医疗管理部门备案，由其指定科室负责人承担疑难病例讨论主持职责。

6. 什么情况下由医疗管理部门人员主持疑难病例讨论？

答：患者病情复杂、症状体征超出本科常见症状体征范围、需要多学科共同参与的，或有机构外人员参加的，应由医疗管理部门人员主持。

7. 什么情况下应该邀请相关科室人员或机构外人员参加？

答：解决疑难病例所需要的诊疗能力或医疗设备条件，超出本科室或本医疗机构的诊疗范围或能力范围，应邀请相关科室或医疗机构外人员参加疑难病例讨论，确保能够为患者制定相对全面的诊疗方案。

8. 医疗机构疑难病例讨论的频次应如何执行？

答：疑难病例讨论的频次由各临床科室根据本科室诊治患者的实际情况确定。

（崔永亮、刘花、景抗震、
孟繁荣、孙佳璐）

七、急危重患者抢救制度

（一）定义

指为控制病情、挽救生命，对急危重患者进行抢救并对抢救流程进行规范的制度。

（二）基本要求

1. 医疗机构及临床科室应当明确急危重患者的范围，包括但不限于出现以下情形的患者：病情危重，不立即处置可能存在危及生命或出现重要脏器功能严重损害；生命体征不稳定并有恶化倾向等。

2. 医疗机构应当建立抢救资源配置与紧急调配的机制，确保各单元抢救设备和药品可用。建立绿色通道机制，确保急危重患者优先救治。医疗机构应当为非本机构诊疗范围内的急危重患者的转诊提供必要的帮助。

3. 临床科室急危重患者的抢救，由现场级别和年资最高的医师主持。紧急情况下医务人员参与或主持急危重患者的抢救，不受其执业范围限制。

4. 抢救完成后 6 小时内应当将抢救记录记入病历，记录时间应具体到分钟，主持抢救的人员应当审核并签字。

【释义】

1. 医疗机构和临床科室如何明确急危重患者范围？

答：根据本机构或科室常见疾病谱情况来确定，可以包括但不限于病情危重、不立即处置可能存在危及生命或出现重要脏器功能严重损害的患者；生命体征不稳定并有恶化倾向患者等。

（1）患者急性起病，诊断未明，根据其症状的诊疗流程，必须立即处置，否则可能导致重要脏器功能损害或危及生命。

（2）患者急性起病，诊断明确，根据诊疗规范必须立即处置，否则可能延误最佳治疗时机或危及生命，如有明确治疗时间窗的疾病。

（3）患者生命体征不稳定并有恶化倾向。

（4）出现检验或检查结果危急值，必须紧急处置的患者。

（5）患者出现其他预计可能出现严重后果，必须紧急处置的病情。

2. 如何规范抢救流程？

答：急危重患者的抢救是需要紧急、规范、高效落实的医疗行为，争分夺秒把握抢救时机是关键。程式化的抢救流程图、清单式的急危重症患者抢救流程目录，能够更为有效地避免医务人员在紧张的抢救过程中疏漏必要的处置，进一步规范诊疗行为。

医疗机构应组织临床科室梳理常见的急危重症目录，根据诊疗规范、诊疗指南、操作规范和医学伦理规范等，制定符合本机构实际的程式化的抢救流程图，简明扼要标注时限要求、如何获取抢救资源等；可能涉及紧急使用的抢救设施设备，应于该设备恰当位置展示使用步骤流程。归集急危重症患者抢救流程，形成清单式目录。根据知晓和执行情况开展针对性培训、督查、评估，持续改进抢救流程，提高抢救规范性、成功率。

对于心脏骤停患者进行心肺复苏术等抢救时不仅需要医务人员知晓的抢救流程图，可适当张贴于医疗机构内相应位置，向患者及其家属普及急危重症知识与技能，提升社会知晓度与参与度。

3. 医疗机构的抢救资源包括哪些?

答：医疗机构的抢救资源包括但不限于以下几项：

（1）抢救人员：所有医务人员均应接受抢救技能培训，掌握抢救基本理论、基础知识和基本抢救操作技能（包括但不限于心肺复苏等），具备独立抢救能力，并注意培养专科抢救人员（包括心包穿刺术、气道开放技术、动/静脉穿刺置管术、心电复律、呼吸机使用等），有条件时建立应急医疗分队，紧急状态时能立即到位、开展抢救。

（2）抢救药品：根据医疗机构内不同

区域常见急危重疾病的抢救流程和本区域常见急危重疾病抢救时需要在极短时间内应用的药物进行配备，可以包括但不限于心肺复苏药物、呼吸兴奋药、血管活性药、利尿及脱水药、抗心律失常药、镇静药、止血药、平喘药等。

（3）抢救设备：根据医疗机构常见急危重症疾病抢救时需要配备的设备进行配置，包括但不限于吸氧设备、简易呼吸器、除颤设备、心电图机、心电监护仪、负压吸引设备、心肺支持设备、洗胃机、便携式超声仪和快速床旁检验设备等。

（4）临床科室可设置抢救区域和抢救床位。

4. 何谓抢救资源的配置及紧急调配机制？

答：医疗机构应当建立抢救资源相关配置制度，保证抢救人员、药品、设备等按医疗区域需要进行合理配置。当相关的抢救人员、药品、设备等抢救资源不能满足本区域临时抢救所需时，医疗机构应有相关紧急调配制度，保证人员、药品、设备等抢救资源能够迅速调用，形成固定的紧急调配流程，并定期进行演练。紧急调配机制可以包括但不限于以下几项。

（1）有人员紧急调配的制度、规定和执行方案，定期演练，可建立机构内应急医疗分队（人员均有相应资质、抢救技能）。

（2）有抢救用药保障制度。

（3）有医疗设备紧急调配制度，定期演练。

（4）有应急床位统一调配机制。

（5）有多科室紧急抢救协作制度，急救服务体系中相关部门（包括急诊科、各临床及医技科室、药房、挂号收费等）责任明确。

5. 如何确保各单元抢救设备和药品可用?

答：医疗机构应有机制将本区域内抢救设备安置于固定的、便捷可及的位置，定期维护和巡查，始终保持待用状态；各单元医务人员知晓抢救设备位置、使用方法，知晓抢救设备缺乏或故障时替代设备的调配流程。

抢救药品种类和数量能满足本区域常见的急危重症患者抢救需要；各单元医务人员知晓抢救用药使用流程、补药流程和应急预案。

6. 何谓绿色通道机制？包括哪些内容？

答：医疗机构"绿色通道"是指医疗机构为急危重症患者提供的快捷高效的服务系统。它所救治患者的理念是：以患者为中心，对急、危重症患者按照"优先处置转运"及"先及时救治，后补交费用"的原则救治，确保急诊救治及时有效。医疗机构应有各部门间的协作机制，职责任务明确，参与救治人员符合资质。

进入绿色通道的患者或机制可以包括但不限于以下内容。

（1）病种或人群绿色通道：可疑传染病、重点病种（包括但不限于，严重创伤、急性心肌梗死、急性心力衰竭、急性脑卒中、急性颅脑损伤、急性呼吸衰竭等）及重症孕产妇、重症新生儿的紧急救治。

（2）流程绿色通道：如院前、分诊、就诊、会诊、手术、药物治疗、输血治疗、检验、影像学检查、收治入院、转运等环节优先处理的机制；突发应急事件处理流程。

（3）财务绿色通道，先抢救后付费制度。

（4）绿色通道标识。

7. 急危重症患者多学科救治时的原则是什么？

答：急危重症患者涉及多发性损伤或多脏器病变的患者，应及时请专科医师会诊，并由现场主持抢救的最高资质和资历的医师主持多学科会诊。根据会诊意见，由可能威胁到患者生命最主要的疾病所属专业科室接收患者，并负责组织抢救，如落实救治科室存在争议，应立即通知医疗管理部门予以协调确认。

8. 为非本机构诊疗范围内的急危重患者转诊时提供的必要帮助包括哪些？

答：（1）转运前，应完成患者评估，履行告知义务，根据评估结果决定转运方式。转运途中配备可及的生命支持设备，医疗机构间的转运可联系有资质的专业转运机构来完成。

（2）转送患者要有完善的病情与资料交接，保障患者得到连贯抢救。

（3）有与相关合作医疗机构建立转接服务的机制。

9. 对抢救记录有何要求?

答：抢救记录是指患者病情危重，采取抢救措施时所做的记录。

抢救记录内容包括病情变化情况、抢救时间及措施、参加抢救的医务人员姓名等，要做到及时记录，抢救时间应当具体到分钟。

因抢救急危重症患者，未能及时书写病历或录入医嘱的，有关医务人员应当在抢救结束后 6 小时内据实补记和补录，并加以注明。

危重症患者应及时向患方告病危，记录与患方沟通的说明。

（刘秋生、李礼安、吴汉森、

张勤、高梦阳）

八、术前讨论制度

（一）定义

指以降低手术风险、保障手术安全为目的，在患者手术实施前，医师必须对拟实施手术的手术指征、手术方式、预期效果、手术风险和处置预案等进行讨论的制度。

（二）基本要求

1. 除以紧急抢救生命为目的的急诊手术外，所有住院患者手术必须实施术前讨论，术者必须参加。

2. 术前讨论的范围包括手术组讨论、医师团队讨论、病区内讨论和全科讨论。临床科室应当明确本科室开展的各级手术术前讨论的范围并经医疗管理部门审定。全科讨论应当由科主任或其授权的副主任主持，必要时邀请医疗管理部门和相关科室参加。患者手术涉及多学科或存在可能影响手术的合并症的，应当邀请相关科室参与讨论，或事先完成相关学科的会诊。

3. 术前讨论完成后，方可开具手术医嘱，签署手术知情同意书。

4. 术前讨论的结论应当记入病历。

【释义】

1. 为什么要求"除以紧急抢救生命为目的的急诊手术外，所有住院患者的手术必须实施术前讨论"？

答：术前讨论是指手术前在上级医师主持下，对拟实施手术方式和术中可能出现的问题及应对措施所做的讨论。讨论内容包括但不限于术前准备情况、手术指征、手术方案、可能出现的意外及防范措施。

进行术前讨论是医疗机构和医务人员的基本义务，体现审慎、严谨、科学的态度，是围手术期管理的关键环节之一，也是保障手术患者医疗质量安全的重要举措。需要进行住院手术的患者，病情较为复杂或有一定的风险，术前讨论可集思广益，帮助术者明确手术指征和方案，从而降低手术风险和并发症的发生率，保障患者安全。本要点明确不需术前讨论的仅限于紧急抢救生命的急诊手术，其他急诊手术均应完成术前讨论。

住院患者的术前讨论同样应包括日间手术，在医学影像下的介入诊疗、内镜下的手术等有创操作或手术。

2. 门诊手术如何进行术前讨论？

答：门诊手术患者的术前讨论形式，由参加门诊手术的医师及相关人员在术前共同进行讨论，讨论地点和方式不限。原则上在门诊病历上清楚记录诊断、手术适应证和禁忌证、手术方式、麻醉方式、注意事项等内容。

3. 为什么要求术者必须参加术前讨论？

答：术前讨论过程中，术者听取和接受其他医师的建议和意见，有助于查漏补缺，消除思维惯性或盲区，形成合理的手术方案，降低手术风险。

4. 何谓手术组讨论、医师团队讨论、病区内讨论和全科讨论？

答：医疗机构根据本院手术规模及手术医师业务能力，可以有以下几种术前讨论模式。

手术组讨论，是指计划参与该手术的医师及相关成员参加的术前讨论。

医师团队讨论，是指医疗机构授权的医疗组全体成员（包括主诊医师带组的全体成员，主任医师/副主任医师或医疗组长带组的全体成员等）参加的术前讨论。

病区内讨论，是指在由同一科室的两个或以上医师团队组成的病房管理相对区域内所有医疗团队参加的讨论。

全科讨论，是指本科室全体成员参与的讨论。

5. 如何界定住院患者术前讨论参加人员的范围？

答：临床科室应根据本科室手术分级管理目录、科室人员（医疗团队）配置、技术水平、既往手术效果等情况，确定各种住院患者手术前的术前讨论参加人员的范围，并交医疗管理部门审批后实施。术前讨论参加人员范围应当遵循科学、必要、适宜的原则。

新开展手术、高风险手术、毁损性手术、非计划重返手术室再手术、可能存在或已存在医患争议或纠纷的手术、患者伴有重要脏器功能衰竭的手术，应当纳入全科讨论范围。

6. 如何理解"必要时邀请医疗管理部门"和"相关科室参加术前讨论，或事先完成相关学科会诊"？

答：对新开展手术、高风险手术、毁损性手术、非计划重返手术室再手术、存在医患争议或纠纷的手术、患者伴有重要脏器功能衰竭的手术、可能涉及紧缺医疗资源调用或医疗纠纷防范等情况时，可邀请医疗管理部门参与讨论。

由于患者病情复杂，可能存在患者重要脏器功能不耐受拟开展的手术、手术涉及多学科或存在可能增加手术风险或影响手术效果的合并症、手术方式需要其他科室参与等情况，应当邀请相关科室参加术前讨论，或事先完成相关科室的会诊。

7. 术前讨论的内容包括哪些？

答：术前讨论的内容包括但不限于以下几项：患者术前病情及承受能力评估（包括但不限于生理、心理和家庭、社会因素）；临床诊断和诊断依据；手术指征与禁忌证、拟行术式及替代治疗方案；手术风险评估；术中、术后注意事项，可能出现的风险及应对措施；术前准备情况；是否需要分次完成手术；围手术期护理具体要求；麻醉方式与麻醉风险等。

8. 术前讨论的结论记入病历，有何具体要求？

答：术前讨论的结论包括：临床诊断、手术指征、拟行术式、麻醉方式、术中术后可能出现的风险及应对措施；特殊的术前准备内容；术中、术后应当充分注意的事项等。术前讨论结论可以以病程记录、术前小结等形式体现，并在患者进入手术室前完成。术前讨论时间和记录时间不一致时，应记录实际讨论时间。

9. 什么是术前讨论完成？术前讨论的结果由谁签名？

答：术前讨论的结论由手术患者的管床医师记录，记入病历的内容由本手术的术者签名确认，表示术前讨论完成。

10. 日间手术如何进行术前讨论？

答：由于日间手术患者系住院患者，非门诊手术，故应按照住院手术患者进行术前讨论，基于其特殊的诊疗模式，建议按照手术组讨论或者医师团队讨论形式进行术前讨论。

11. 如何理解"术前讨论完成后，方可开具手术医嘱，签署手术知情同意书"？

答：术前讨论的实质就是决定手术是否实施并确认相关细节，因此原则上术前讨论后才能开具手术医嘱，签署手术知情同意书，并开始术前准备。

12. 如何开展四级手术术前多学科讨论？

答：术前讨论是保障手术质量和患者安全的重要措施，根据《医疗纠纷预防与处理条例》第十四条规定，开展手术、特殊检查、特殊治疗等具有较高医疗风险的诊疗活动，医疗机构应当提前预备应对方案，主动防范突发风险。四级手术具备风险高、过程复杂、难度大、资源消耗多或涉及重大伦理风险等属性，《医疗机构手术分级管理办法》第二十二条指出，医疗机构应当建立四级手术术前多学科讨论制度，实施每例四级手术前，应对患者承受能力、手术指征与禁忌证、拟行术式及替代治疗方案、预期效果、手术风险评估和处置预案等组织多学科讨论，确定手术方案。

对基础状况差或诊断不明的患者，术前多学科讨论可增加与诊断相关的医技科室、涉及患者重要器官功能不全治疗的临床科室、涉及围手术期管理的相关科室等共同制定围手术期管理方案，并将手术安全保障措施，如重大手术审批、术后监测方案等要求纳入，提高手术质量，保障患者安全。多学科讨论原则上应采取线下方式进行。

（徐玲、郑双江、吴汉森、
孙湛、丁昉）

九、死亡病例讨论制度

（一）定义

指为全面梳理诊疗过程、总结和积累诊疗经验、不断提升诊疗服务水平，对医疗机构内死亡病例的死亡原因、死亡诊断、诊疗过程等进行讨论的制度。

（二）基本要求

1. 死亡病例讨论原则上应当在患者死亡 1 周内完成。尸检病例在尸检报告出具后 1 周内必须再次讨论。

2. 死亡病例讨论应当在全科范围内进行，由科主任主持，必要时邀请医疗管理部门和相关科室参加。

3. 死亡病例讨论情况应当按照本机构统一制定的模板进行专册记录，由主持人审核并签字。死亡病例讨论结果应当记入病历。

4. 医疗机构应当及时对全部死亡病例进行汇总分析，并提出持续改进意见。

【释义】

1. 如何界定医疗机构内死亡病例具体范围和讨论主体？

答：指在医疗机构门、急诊区域内已有医务人员接诊后发生死亡的患者或在住院期间发生死亡的患者需进行死亡讨论，门、急诊死亡患者由最终接诊医师所在科室完成死亡病例讨论。

2. 死亡病例讨论制度要求的死亡讨论 1 周内完成，如何界定具体时限？

答：本制度所指"1 周内"是指 5 个工作日内。

3. 死亡讨论应在全科范围内进行，如何界定全科范围？

答：全科范围是指设置科室主任的临床专科范围，参加讨论的医师应当包括本科室在岗的全部医师，进修医师、规培医师、护理人员、实习人员可以参加或旁听。如果死亡病例病情及死亡原因复杂，或涉及本专科以外的其他专科，或经多学科诊治，则需要邀请相关科室副主任医师以上职称医师参加。

4. 由谁担任死亡病例讨论的主持人？

答：死亡病例讨论由患者死亡时所在科室发起，由科主任主持，若科主任在患者死亡后 1 周内因故均不在岗，则由其向医疗管理部门申请指定并经同意后，由本科室副主任或指定人员主持。接受了多学科诊治的死亡患者，需要进行多学科讨论，则由医疗管理部门负责人主持。

5. 记入病历的死亡病例讨论结果包括哪些内容？

答：记入病历的死亡病例讨论结果包括讨论时间、地点、主持人、死亡诊断、死亡原因等。

6. 医疗机构应及时对全部死亡病例进行汇总分析，此处的"及时"如何界定？

答：医疗机构应明确死亡病例汇总分

析的责任部门，根据医疗机构常态发生的死亡人数分布确定汇总分析的周期。定期是指至少每季度进行一次全院性的死亡汇总分析；不定期是指对于短时间内死亡人数偏离常态死亡发生趋势的情况应快速启动汇总分析。

7. 医疗机构对死亡病例汇总分析提出持续改进意见包括哪些方面？

答：持续改进意见包括对诊断、治疗及抢救整个医疗过程中存在的缺陷提出的改进意见及措施；对现有制度流程及可能存在的系统安全等问题进行的改进及优化；有针对性地开展医疗质量安全核心制度、专业技术、基本技能等学习培训等。

8. 死亡病例讨论结果如何记入病历？

答：如病历尚未归档，可延迟死亡病历的归档时间，待死亡病例讨论完成后再归档；如病历已归档，则履行归档病案修改流程，报医疗管理部门批准后启封归档病案，加入死亡病例讨论结果。无论采用

哪种方式，医院应当明确本院采用统一的
流程。

（景抗震、孟繁荣、崔永亮、刘花）

十、查对制度

（一）定义

指为防止医疗差错，保障医疗安全，医务人员对医疗行为和医疗器械、设施、药品等进行复核查对的制度。

（二）基本要求

1. 医疗机构的查对制度应当涵盖患者身份识别、临床诊疗行为、设备设施运行和医疗环境安全等相关方面。

2. 每项医疗行为都必须查对患者身份。应当至少使用两种身份查对方式，严禁将床号作为身份查对的标识。为无名患者进行诊疗活动时，须双人核对。用电子设备辨别患者身份时，仍需口语化查对。

3. 医疗器械、设施、药品、标本等查对要求按照国家有关规定和标准执行。

【释义】

1. 查对制度的实施或执行人员包括哪些?

答：查对制度适用的对象包括但不限于以下人员。

（1）医师；

（2）护理人员；

（3）药学专业技术人员；

（4）其他医务人员（包括康复治疗、临床营养、临床检验、病理、放射影像等技术人员）；

（5）行政管理人员（包括医疗器械设施设备管理人员、病历复印等行政管理人员）。

2. 哪些临床诊疗行为需要进行复核查对?

答：患者身份错误事实上可以发生在诊断和治疗的任何阶段。患者可能是在镇静状态、意识不清或没有充分集中注意力；也可能是在住院过程中更换床位、房间或病房；或患者因听力障碍或其他情况都可能导致在确认患者身份时出现差错。

医疗机构内针对具体患者个人的医疗行

为和环节，包括但不限于开具和执行医嘱、给药、手术/操作、麻醉、输血、检验标本采集、检查、发放营养膳食、接送转运患者、检验检查结果/报告等环节的行为均需要进行复核查对。

3. 如何查对患者身份？

答：身份查对包括患者姓名、住院号（门急诊号）、身份证号（或护照号或其他身份ID）、出生年月日以及电子设备身份认证（包括腕带或其他可穿戴设备上的二维码、条形码、芯片等）等，至少使用两种身份查对方式确认患者身份，如姓名+住院号、姓名+门急诊号等。核对姓名时，请患者主动陈述本人姓名以便确认。禁止使用病房号或床位号进行身份核对。医用腕带信息可替代患者床头卡信息，但仍需患者以口语化方式，如陈述自己姓名以确认身份。

4. 如何落实口语化查对？

答：用电子设备识别患者身份时，仍须进行口语化查对。查对时应通过开放式提问，如"您叫什么名字？"请患者陈述自己的姓名，而不是用诱导式提问，如"您是否是某某？"等问题来确认患者的姓名。

5. 如何对昏迷、意识不清等无法表明自己身份的患者进行身份查对？

答：医务人员对无法陈述姓名的患者进行身份查对时，可由其陪同人员陈述患者姓名，并按患者姓名和住院号（或门、急诊号等）等两种以上身份查对方式实施查对确认并及时佩戴腕带；对无法陈述姓名且无人陪伴的患者可以性别、就诊月日和24小时制的时分为患者临时命名，通过临时命名和住院号（或门、急诊号等）建立就诊信息和腕带，并由双人进行查对确认。如某位身份不明男性患者于2021年12月01日上午6点30分就诊（男12010630），患者的识别码为"男12010630+住院号（或门、急诊号等）"。待患者身份确认后，由指定人员采集患者的身份识别信息，核对无误后更改腕带等相关信息。

6. 药学专业技术人员调剂处方时的查对包括哪些？

答：包括"四查十对"：查处方，对科别、姓名、年龄；查药品，对药名、剂型、规格、数量；查配伍禁忌，对药品性状、用法用量；查用药合理性，对临床诊断。

7. 高警示药物调配发放和使用前的查对要注意什么？

答：高警示药物调配发放和使用前要实行双人核对，在夜间，本岗位只有一人的情况下，采用单人双次复核查对和两次签字形式。

8. 病理查对包括哪些内容？

答：（1）接收检查申请单时，要核查申请单填写是否齐全、临床诊断及检查目的是否清楚。

（2）标本接收和取材时要核对申请单号码与标本号码是否一致、标本号码与病理编码是否唯一。

（3）取材后医师与技术人员交接时要

核对组织块数量，出片时要核对切片数量及号码是否正确。

（4）切片观察和出具报告时要核对患者姓名、病区、病床号、住院号、送检材料和部位是否与申请单一致。

（5）外借病理切片时要再次核对患者姓名、病理号和病理诊断是否正确。还片时要核对会诊意见是否与原诊断一致，并做好记录。

9. 医疗器械、设施设备的查对包括哪些要点？

答：医疗器械、设施管理部门应定期对医疗设施设备开展巡查及保养工作，并做好相应记录，以确保医疗工作正常开展。巡查频率较高的设备，可委托临床科室代为巡查，但需规范巡查流程，承担巡查职责的医务人员必须经过医疗器械、设施管理部门的定期培训，并考核通过后才能开展巡查。

生命支持类设备应有该设备是否运行正常的明示标记。

医护人员在使用前应核查医疗器械是否在有效期范围内，在每日使用前做好日常检查与清洁工作，并做好相应记录。使用后应严格按照医疗器械相关保养说明完成保养。

（孙晖、李迪、王惠英、
熊天威、元丽）

十一、手术安全核查制度

（一）定义

指在麻醉实施前、手术开始前和患者离开手术室前对患者身份、手术部位、手术方式等进行多方参与的核查，以保障患者安全的制度。

（二）基本要求

1. 医疗机构应当建立手术安全核查制度和标准化流程。

2. 手术安全核查过程和内容按国家有关规定执行。

3. 手术安全核查表应当纳入病历。

【释义】

1. 手术安全核查的意义是什么？

答：手术是指医疗机构及其医务人员以诊断、治疗疾病为目的，在人体局部开展去除病变组织、修复损伤、重建形态或功能、移植细胞组织或器官、植入医疗器械等医学操作的医疗技术。手术治疗应尽量避免对患者造成不必要的损害，实施过程中要求确保"正确的患者、正确的麻醉、正确的手术部位、正确的手术方式"，手术安全核查是保障这 4 个基本要求的必要手段。因此，医疗机构必须建立手术安全核查制度并认真组织落实，在系统层面有效降低手术差错发生概率，保障医疗质量与患者安全。

2. 国家有关规定中对手术安全核查过程和内容的关键点是什么？

答：根据 2010 年版《手术安全核查制度》（卫办医政发〔2010〕41 号）的要求，医疗机构执行手术安全核查至少应包括以下内容。

（1）所有手术患者均应配戴标示有患者身份识别信息的标识，并按照本机构的要求，做好手术标记。

（2）确认正确的患者、正确的麻醉、

正确的手术部位和正确的手术方式。

（3）确认用药和输血。

（4）确认手术用物。

3. 医疗机构如何建立手术安全核查标准化流程？

答：医疗机构应按照国家有关规定，结合本机构实际情况对手术安全核查各环节信息核对要点、核对方法与记录形式、工作衔接程序等做出统一明确的规定，并以机构内规范文件的形式将上述覆盖手术全过程的信息核对操作流程固定下来，要求机构内全员遵照执行。

4. 如何建立手术部位识别标示制度与工作流程？

答：医疗机构具备手术部位识别标示相关制度与流程，是手术安全核查的标志性内容。

对涉及有双侧、多重结构（手指、脚趾、病灶部位）、多平面部位（脊柱）的手术时，对手术侧或部位有规范统一的标记。

建议对所有住院手术都实施手术标记，医疗机构应对手术的标记方法、标记颜色、标记实施者及患者参与有统一明确的规定。

医疗管理部门、护理管理部门应定期、不定期地对手术患者在送达术前准备室或手术室前是否完成手术标记进行监督与管理，提出持续改进的措施并加以落实。

5. 医疗机构如何执行手术安全核查表？

答：医疗机构执行手术安全核查表应注意以下关键内容。

（1）明确手术团队中的术者、麻醉医师、手术室护士三方核查人员的职责，确保在手术过程中不遗漏手术安全核查表任何一个安全步骤。应明确各环节三方核查人员中负责发起安全核查的协调人，由其按照安全核查表项目逐一提问，三方人员逐一口头回答各自相关内容，共同确认。协调人可由麻醉医师全程担任或根据本机构临床实际具体规定。

（2）明确手术安全核查表三个时段的

具体执行内容，明确各核查信息项目"为什么做"及"如何做"。

①麻醉实施前，安全核查的关键内容是确认手术患者身份、手术部位、术式名称以及相关的术前准备是否完成。

②切开皮肤前，安全核查的关键内容是确保三方核查人员在各自专业角度关键问题上的再次沟通、风险预警及相应准备。

③患者离开手术室前，安全核查的关键内容是确保准确的手术物品清点及标本处置、术后注意事项等。

（3）其他需要注意的问题。

①手术安全核查强调口头确认手术安全核查表的所有项目，应避免把核查表仅当作书面文件使用，不得流于形式。

②避免核查内容不完整或核查人员缺席，手术团队各成员应高度负责，按照制度要求就手术安全问题进行认真问答、充分沟通，避免简单或草率。

③要注意预防性抗菌药物给药时间等信

息的核查，应按照《抗菌药物临床应用指导原则》等文件的要求执行，尽量减少手术部位感染的风险。

④不足三方参与的手术或有创操作，可根据实际参与手术或操作的人员情况进行核查并签字。

6. 医疗机构手术安全核查表如何实现本土化？

答：世界卫生组织（WHO）在推荐使用手术安全核查表时建议："各地可根据自身情况对手术安全核查表进行适当修订，但是原则和精髓应当予以保留。"各医疗机构在修订手术安全核查表时，须坚持手术安全核查项目只增不减、规范要求就高不就低的原则，制定适用于本机构的具体手术安全核查表范本。但同时应强调，医疗机构在实现手术安全核查表本土化的过程中，要注意避免使核查表内容过于复杂而难以操作。

7. 如何对手术安全核查制度的执行情况进行有效管理？

答：手术安全核查制度的执行情况应纳入医疗机构医疗质量安全考核的有效管理。

执行手术安全核查应强调重在内涵、重在落实、重在核查与交流，通过核查工作来强化手术患者的安全。医疗机构应在日常质量安全管理工作中将手术安全核查情况作为考核内容之一，并建立可靠的管理监测方法（如利用信息化手段提供相应质控数据支持等），促进和激励这项工作的落实。

8. 如何将手术安全核查表纳入病历？

答：手术安全核查表作为对手术安全核查工作的客观记录，按照 2010 年版《手术安全核查制度》（卫办医政发〔2010〕41 号）的要求，住院患者《手术安全核查表》应归入病历中保管，非住院患者《手术安全核查表》由手术室负责保存一年。

9. 如何对阴道分娩进行手术安全核查？

答：由于阴道分娩的操作具有特殊性，

为确保产妇和新生儿得到最安全的分娩服务，国家卫生健康委于2020年发布了《进一步加强产科专业医疗质量安全管理的通知》（国卫办医函〔2020〕626号），要求各级各类医疗机构加强产房分娩安全核查工作，并按照《产房分娩安全核查表》的时间段，在产妇确定临产、准备接产及分娩后2小时等3个时间节点对本机构所有经阴道试产的产妇逐项进行核查，按照产程进展动态评估，由医生及助产士确认并签名。

（熊天威、元丽、张勤、
孙晖、李迪）

十二、手术分级管理制度

（一）定义

指为保障患者安全，按照手术风险程度、复杂程度、难易程度和资源消耗不同，对手术进行分级管理的制度。

（二）基本要求

1. 按照手术风险性和难易程度不同，手术分为四级。具体要求按照国家有关规定执行。

2. 医疗机构应当建立手术分级管理工作制度和手术分级管理目录。

3. 医疗机构应当建立手术分级授权管理机制，建立手术医师技术档案。

4. 医疗机构应当对手术医师能力进行定期评估，根据评估结果对手术权限进行动态调整。

【释义】

1. 何谓手术分级？

答：手术是指医疗机构及其医务人员以诊断、治疗疾病为目的，在人体局部开展去除病变组织、修复损伤、重建形态或功能、移植细胞组织或器官、植入医疗器械等医学操作的医疗技术，手术应当经过临床研究论证且安全性、有效性确切。

根据手术风险程度、难易程度、资源消耗程度或伦理风险不同，手术分为四级。

一级手术是指风险较低、过程简单、技术难度低的手术。

二级手术是指有一定风险、过程复杂程度一般、有一定技术难度的手术。

三级手术是指风险较高、过程较复杂、难度较大、资源消耗较多的手术。

四级手术是指风险高、过程复杂、难度大、资源消耗多或涉及重大伦理风险的手术。

医疗机构应当根据相关法律法规的规定、本机构目前开展的手术情况、医务人员的技术能力和围手术期管理能力等因素制定本机构手术分级管理目录。

2. 为什么要把手术划分成四个级别来管理？

答：把手术分为四个级别进行管理，是为适应新时期医疗机构高质量发展的要求，激发医疗机构加强自我管理的主动性，指导医疗机构持续提升管理的科学化、精细化、标准化水平的具体举措。不同手术，其手术风险程度、难易程度、资源消耗程度、伦理风险等要素均不同，不加以区分进行管理，会造成医疗资源和管理成本不合理投入。将手术划分为四个级别进行精细化管理，可以最大限度地发挥医疗资源和管理成本作用，规避手术风险，提高手术质量，确保患者安全。

手术分级管理也符合手术医师技术能力成长规律，有助于建立手术医师的成长目标，不断缩小技术能力水平差距，促进外科医师的全面发展。

3. 手术分级管理目录由谁制定？

答：我国幅员辽阔，各级各类医疗机构

受发展水平、地理位置、接诊病种等多种因素影响，诊疗能力和技术水平存在较大差异。

《医疗机构手术分级管理办法》第六条规定，医疗机构承担手术分级管理主体责任，应根据本机构的功能定位、诊疗科目、接诊患者疾病谱、学科发展方向、医疗技术能力等制定手术分级管理目录，规范手术管理。

4. 医疗机构如何制定本机构的手术分级管理目录？

答：《医疗机构手术分级管理办法》第十一条明确了应根据手术风险程度、难易程度、资源消耗程度或伦理风险等因素将手术分为四级。《医疗机构手术分级管理办法》第十二条指出，手术风险包括麻醉风险、手术主要并发症发生风险、围手术期死亡风险等；手术难度包括手术复杂程度、患者状态、手术时长、术者资质要求以及手术所需人员配置、所需手术器械和装备复杂程度等；资源消耗程度指手术过程中所使用的医疗资源的种类、数量与稀缺程度；伦理风险指人的社会伦理关系在手术影响下产生伦理负效应的可能。

医疗机构可组织手术科室、手术室、病案室、物价部门等相关部门，根据《手术操作分类代码国家临床版》，结合学科现状、专业、物价政策等，梳理目前开展全部手术的清单。借助质量管理工具与信息化手段，统筹各专业质控指标、年度质量安全改进目标等，对包括但不限于麻醉并发症、手术主要并发症、手术时长、输血量等因素进行量化、客观评价；对手术复杂程度，手术所需人员配置，消耗医疗资源的种类、数量以及可能产生的伦理负效应等进行非量化、主观评价。在此基础上，充分、科学评估本机构手术风险程度、难易程度、资源消耗程度或伦理风险等因素分别对应的级别，确定本机构手术分级管理目录，其中所有手术需与《手术操作分类代码国家临床版》一一对应。《医疗机构手术分级管理办法》第十五条规定，医疗机构应动态调整手术分级管理目录，提升信息化思维，通过医疗质量评价数据等，判断本机构开展手术的效果和手术并发症等情况，采取相应提升或降低级别等管理策略，实现保障手术质量安全的目的。

应当强调一点，根据《医疗机构手术分级管理办法》第三条：本办法所称手术分级管理是指医疗机构以保障手术质量安全为目的，对本机构开展的手术进行分级，并对不同级别手术采取相应管理策略的过程。因此，本机构制定的手术分级管理目录有极强而明确的管理目的，与其他管理目的手术分级目录完全不同。因此，医疗机构内部可以存在不同管理目的的多套手术分级目录。

5. 治疗性和诊断性的操作是否都要归入手术分级管理范围，并设立医师分级授权？

答：手术分级管理是指医疗机构以保障手术质量安全为目的，根据手术风险程度、难易程度、资源消耗程度和伦理风险，对本机构开展的手术进行分级，并对不同级别手术采取相应管理策略的过程。因此只要符合手术定义的操作，无论其目的如何，都应归入手术分级管理范围。

6. 如何理解手术医师资质与授权管理？

答：医疗机构进行手术医师资质与授权管理是保障手术质量、患者安全的基础和必需的手段。手术医师资质是医疗机构对医师是否具备相应级别手术能力的认可。手术医师授权是指医疗机构根据手术级别、专业特点、术者专业技术岗位和手术技术临床应用能力及培训情况综合评估后授予术者相应的手术权限。

医疗机构应根据自身的功能任务与医疗资源的实际状况，依照卫生健康行政部门授予的医院级别、核定的诊疗科目和推荐的手术分级管理目录，在明确本机构手术分级管理目录的基础上，制定本机构手术医师资质与授权管理制度及规范文件。

手术分级授权管理制度必须落实到本机构每一位医师，并建立周期性医师手术能力评价与再授权机制，确保每一位医师的实际能力与其手术资质与授权情况相一致。三、四级手术应当逐项授予术者手术权限。对于非主执业机构注册的医务人员，其手术授权管理应当与本机构医务人员保持一致。

7. 限制类技术如何执行手术分级管理？

答：医疗机构开展省级以上限制类技术项目涉及手术的，按照《医疗技术临床应用管理办法》第十一条要求，应按照相应医疗技术临床应用管理规范进行自我评估，符合条件的可以开展临床应用，并于开展首例临床应用之日起 15 个工作日内，向核发其《医疗机构执业许可证》的卫生行政部门备案，完成备案后，医疗机构方可将其纳入本机构手术分级管理目录。按照《医疗机构手术分级管理办法》二十条规定，医疗机构开展的省级以上限制类医疗技术中涉及的手术，按照四级手术进行管理。

8. 如何开展手术分级授权？

答：医疗机构应建立本机构手术分级管理制度与工作流程并持续改进。

医师手术分级授权工作内容及流程包括但不限于：个人申请→科室进行评估与考

核→医疗管理部门复核→医疗技术临床应用管理组织审核批准→医疗机构行文公布→纳入医师个人技术档案。

9. 医疗机构手术分级管理应注意的要点有哪些？

答：（1）医疗机构应对本机构开展的每一种手术进行授权管理，而不是仅仅按照手术分级对医师进行授权。

（2）手术分级授权管理应落实到每一位手术医师。

（3）手术医师的手术权限与其资质、能力相符。

（4）医疗机构应根据医师的手术技能、手术数量、手术效果、手术质量与安全指标、开展手术的年限，结合技术职称以及医师定期考核结果对医师手术资质与授权实施动态管理。

10. 医疗管理部门如何进行手术分级管理督查？

答：医疗机构应建立手术分级监督管理

系统，使其医疗管理部门能够在事前、事中和事后管理阶段全面掌握临床科室及医师对手术分级管理制度的执行与落实情况，特别是限制类技术、急诊手术和本机构重点监管技术项目的相关情况。

医疗管理部门应在手术分级管理过程中充分利用信息化手段，加强对手术医嘱、手术通知单、麻醉记录单等运行环节的检查，重点关注手术医师资质与手术级别是否一致、是否存在越级手术情况、临床科室和部门内部自查自纠情况以及问题督查意见是否落实等。

11. 如何管理紧急状态下的越级手术情况？

答：医疗机构应建立关于患者生命安全处于紧急状态下的越级手术管理制度，明确规定针对急危重症患者抢救生命安全的紧急手术范围。

遇有急危重症患者确需行急诊手术以挽救生命时，如现场无相应手术资质的医师，其他医师可以越级开展紧急手术，但同时应向本机构医疗管理部门（夜间向医院总值班或医疗总值班）报告。医疗管理部门在接到报告后，应立即协调有资质的医师前往现场。如手术尚未结束，由该有资质的医师接续完成手术；如手术已经完成，则由其对手术情况进行分析评估并指导后续治疗方案。

12. 手术授权管理与医师职称、职务有何关系？

答：手术分级授权与医师职称、职务并非完全对应，授权评估应根据医师手术能力、已开展手术效果、发生的手术并发症以及存在的风险、隐患等情况进行综合评估。手术授权原则上不得与术者职称、职务挂钩。

13. 如何建立手术医师的技术档案？

答：（1）医疗机构的医疗与人力资源管理部门应为本机构内每一名手术医师建立个人技术考评档案，并存有手术医师个人的资质文件（经审核的医师执业证书、文凭、学位、教育和培训等资料复印件）。

（2）手术医师的技术档案中，应记录的内容包括但不限于：医师开展手术的年限、手术数量、手术效果、手术质量与安全指标完成情况，科室对手术医师年度考核结果等。

（3）手术医师技术档案应至少每年更新一次，由医疗与人力资源管理部门共同负责管理与使用，相关文件按照档案管理的有关要求进行保存。

14. 如何依托信息化做好手术分级管理？

答：二级以上医疗机构应当充分利用信息化手段加强手术分级管理，全面掌握科室对手术分级管理制度的执行与落实情况，加强对手术医嘱、手术通知单、麻醉记录单等环节的检查，重点核查手术权限、限制类技术、急诊手术和本机构重点监管技术项目的相关情况。

医疗机构层面的手术分级管理信息化模块包括但不限于手术分级管理目录数据

库、手术资质授权人员数据库、三四级手术档案、手术相关不良事件数据库以及手术审核、论证管理模块等。

（陆勇、周帅、胡柯嘉、张勤、

陈海勇、李妍）

十三、新技术和新项目准入制度

（一）定义

指为保障患者安全，对于本医疗机构首次开展临床应用的医疗技术或诊疗方法实施论证、审核、质控、评估全流程规范管理的制度。

（二）基本要求

1. 医疗机构拟开展的新技术和新项目应当为安全、有效、经济、适宜、能够进行临床应用的技术和项目。

2. 医疗机构应当明确本机构医疗技术和诊疗项目临床应用清单并定期更新。

3. 医疗机构应当建立新技术和新项目审批流程，所有新技术和新项目必须经过本机构相关技术管理委员会和医学伦理委员会审核同意后，方可开展临床应用。

4. 新技术和新项目临床应用前，要充分论证可能存在的安全隐患或技术风险，并制定相应预案。

5. 医疗机构应当明确开展新技术和新项目临床应用的专业人员范围，并加强新技术和新项目质量控制工作。

6. 医疗机构应当建立新技术和新项目临床应用动态评估制度，对新技术和新项目实施全程追踪管理和动态评估。

7. 医疗机构开展临床研究的新技术和新项目按照国家有关规定执行。

【释义】

1. 何谓新技术和新项目？

答："新技术和新项目"是指在本医疗机构范围内首次应用于临床的诊断和治疗技术。主要包括但不限于以下几点。

（1）临床上首次开展应用的诊疗技术方法或手段（包括新诊疗设备的临床应用，使用新试剂的诊断项目）。

（2）常规开展的医疗技术在新诊疗项目的或领域中的临床应用。

（3）其他可能对人体健康产生影响的新的侵入性的诊断和治疗等。

医疗机构应建立医疗技术临床应用论证和评估制度。对已证明安全有效，但属本机构首次应用的医疗技术，应当组织论证，重点论证本医疗机构技术能力和安全保障能力，必要时邀请外院专家参加论证，通过论证的方可开展。

对于试用或新购置用于非新技术和新项目的设备或试剂，请参照《医疗器械临床使用管理办法（国家卫生健康委员会令第8号）》，由医疗器械临床使用管理委员会组织进行评估和论证，无须经过医疗新技术和新项目委员会重复评估论证。

2. 新技术和新项目准入申报方式应该包括哪些内容？

答：基于全国各医疗机构功能任务及管理体制与模式存在差异及不同，很难用一个流程来要求，建议但不限于以下内容。

科室应有计划地组织开展年度新技术的申报工作，拟申报的新技术必须符合本机构《医疗机构执业许可证》中登记的诊疗科目。

对当年拟开展新技术和新项目的临床、医技科室，由科室讨论后提交《新技术和新项目准入申报表》。

涉及多科合作开展的新技术和新项目，有主导科室的，由主导科室负责组织填报《新技术和新项目准入申报表》；没有主导科室的，由医疗管理部门组织讨论协调，并确定主导科室。

开展的新技术和新项目属于国家和省级卫生健康行政部门规定的"限制类技术"目录之中的，应按照国家和省级卫生健康行政部门相关规定执行。需要向全国和省级医疗技术临床应用信息化管理平台逐例报送"限制类技术"开展情况。

3. 新技术和新项目管理期限是如何规定的?

答: 新技术和新项目管理期限是指从获得批准开展之日起至转为常规技术项目的时间。医疗机构可根据新技术和新项目难易程度、成熟度、效果观察周期等确定观察例数和管理期限。一般情况下, 安全性、有效性肯定的成熟技术, 如已获国家批准的检查、检验类项目, 管理周期一般为半年到一年;安全性、有效性需要进一步观察的技术, 如手术类技术, 应考虑手术效果的观察周期, 管理周期一般为 1~2 年或更长。具体时间和例数可由申请科室提出, 医疗技术临床应用管理委员会审核后确定。

4. 什么情况下新技术和新项目可转化为常规技术?

答: 开展时间和观察例数达到管理要求的新技术和新项目, 临床科室可以向医疗技术临床应用管理委员会提出转为常规技术的申请。医疗技术临床应用管理委员会对技术开展情况、疗效、并发症及不良事件发生情况进行评估，必要时邀请外院专家参加，证实其应用过程安全、有效，可转为常规技术。

转为常规技术后，应有新技术和新项目推广的培训，确保所有应用该新技术和新项目的人员具备同样的实施能力，至少有不少于一个上述管理期限的重点观察过程，并进行专项监督管理，以避免推广过程中出现可避免的负性事件。

5. 医学伦理委员会和医疗技术临床应用管理委员会审核内容有哪些?

答：医学伦理委员会审核内容包括但不限于：申报者的资质、新技术和新项目是否符合科学性和伦理原则；被实施者可能遭受的风险程度与预期受益相比是否合理；知情同意方式，被实施者权利保护。新技术和新项目临床应用申请原则上应在医学伦理委员会审核通过后再提交医疗技术临床应用管理委员会审核论证。

医疗技术临床应用管理委员会对科室申报的新技术和新项目进行审核，审核内容包括但不限于以下内容。

（1）是否符合国家相关法律法规和规章制度、诊疗规范及操作常规。

（2）是否具有可行性、安全性和效益性。

（3）所涉及的医疗仪器、药品、试剂等，是否已具备开展新技术和新项目的条件。

（4）参与人员的专业能力和职称及针对该项目的分工及职责，是否能够满足开展该新技术和新项目需要。

（5）是否有医疗技术风险防范预案或/和医疗技术损害处置流程，对可能造成的不良后果、并发症及相应的防范措施。

其中，已经论证安全、有效且国内已有医疗机构转常规开展的诊疗技术或检查、检验项目，可根据实际情况通过快速审查的形式进行伦理审查。

6. 新技术和新项目安全隐患和技术风险的处置预案包括哪些内容？

答：应包括但不限于技术／项目负责人，项目组成员；可能出现的并发症和不良反应及预防措施和处置措施（包括消除致害因素、补救措施、多科协调诊治）；报告流程；技术中止的情形等。

7. 如何界定开展新技术和新项目临床应用的专业人员范围？

答：新技术和新项目应当限于获得医疗技术临床应用管理委员会批准的团队或个人实施，在未明确其效果并转为常规技术和项目前，其他人员不得实施，但被批准的团队或个人应当在新技术和新项目实施前对相关人员进行通报和培训，使相关人员知晓新技术和新项目实施的各种后果，便于应急处置。

8. 新技术和新项目质量控制的要点包括哪些？

答：临床应用新技术和新项目质量控制的要点包括但不限于以下内容。

（1）经批准开展的新技术和新项目，实行科室主任负责制，督促项目负责人按计划执行并取得预期效果，医疗管理部门履行监管责任。

（2）实施该项新技术和新项目过程中的医师应向患者及其委托人履行告知义务，尊重患者及委托人的意见，在征得其同意并在相应知情同意书上签字后方可实施。

（3）科室质控小组对开展的新技术和新项目进行定期追踪，督察项目的进展情况，及时发现医疗技术风险，并督促及时采取相应控制措施，将医疗技术风险降到最低程度。

（4）项目负责人至少每3个月将新技术和新项目的开展情况（诊疗病例数、适应证掌握情况、临床应用效果、并发症、不良反应、随访情况等）和科室质控小组的质控评价意见，由科主任报医疗管理部门，建立技术档案。

（5）医疗技术临床应用管理委员会应

定期或不定期对全院开展的新技术进行全程管理和评价，并将结果反馈科室。

9. 何谓全程追踪管理？

答：全程追踪管理是指对新技术和新项目申报、开展和使用及开展和使用后的疗效观察整个过程的管理。管理关键环节包括申请准入管理、实施情况监管（包括诊疗病例数，适应证掌握情况，临床应用效果、并发症和不良反应的发生情况）、疗效追踪管理、中止情形管理等。

10. 如何实行动态评估管理？

答：对新技术和新项目实行动态评估管理是指医疗机构应定期对新技术和新项目实施情况开展评估活动。重点评估新技术和新项目的质量安全情况和技术保证能力，根据评估结果及时调整本机构新技术和新项目的开展和监管。对存在严重质量安全问题或者不再符合有关技术管理要求的，应立即停止。

首次评估应在新技术和新项目开始使用3个月内进行。之后评估间隔时间应根据新技术和新项目的特点和开展例数等，一般每3个月至半年进行一次评估。转为常规技术和项目前，原则上要有两次以上评估。

11. 新技术和新项目开展中哪些情况需要报告？

答：开展的新技术和新项目，实行科室主任负责制，当出现以下任意一项，必须及时报告医疗管理部门。

（1）该新技术和新项目出现并发症或不良反应。

（2）因人员、设备等各种客观因素造成新技术和新项目不能继续开展的。

（3）申请科室认为需要暂停或中止此项新技术和新项目的。

（4）当出现重大情况（致死、致残、致重要脏器严重功能损害或致医疗纠纷等）应立即同步报告医疗机构负责人。

12. 什么情况下需要中止新技术和新项目？

答：开展的新技术和新项目，实行科室主任负责制，督促项目负责人按计划执行并取得预期效果。在新技术和新项目临床应用过程中出现下列情形之一的，应当立即停止该项新技术和新项目的临床应用。

（1）该项新技术和新项目被卫生健康行政部门废除或者禁止使用。

（2）从事该项新技术和新项目主要专业技术人员或关键设备、设施及其他辅助条件发生变化，不能正常临床应用。

（3）发生与该项新技术和新项目直接相关的严重不良后果。

（4）该项新技术和新项目存在医疗质量和医疗安全隐患。

（5）该项新技术和新项目存在新近发现的伦理缺陷。

（6）该项新技术和新项目临床应用效果与申请时不相符。

（7）新近证实为未经临床研究论证的新技术和新项目。

（8）省级以上卫生健康行政部门规定的其他情形。

13. 医疗技术和诊疗项目临床应用清单应该包括哪些方面?

答:医疗机构应依据本机构功能任务和技术能力水平情况,列明哪些医疗技术和诊疗项目可在本机构内开展,并建立明细清单,采用本机构官方文件形式予以公布,纳入"院务公开"范围公开。

清单内容包括:技术 / 项目的名称、类别(限制类、非限制类)、项目级别(如有)、适用科室、目前状态(正常运行、暂停 / 中止、终止)等。

医疗技术和诊疗项目临床应用清单,不包括新技术和新项目目录,后者应单列并单独管理。

14. 邀请外院有资质或具备能力条件的医生来院,或者引进有资质或具备能力条件的医师进院后开展首次应用的新技术或新项目,是否需按照新技术和新项目的准入要求进行审查和监管?

答:需要。新技术和新项目开展的论证

范围不仅仅是诊疗医师资质和技术能力，需同时评估所涉及的医疗仪器、药品、试剂、环境和其他参与人员的专业技术能力等，是否满足开展新技术和新项目的条件。

15. 因患者病情亟需或以抢救生命为目的紧急实施的临床研究或应用的新技术和新项目，如何规范开展？

答：为保障患者诊疗安全，在未对质量安全情况和技术保证能力进行评估的前提下，均不建议开展。如遇紧急情况，可组织快速论证或邀请有资质的医师会诊救治。

（陈海勇、李妍、陈虹、陆勇、

周帅、胡柯嘉）

十四、危急值报告制度

（一）定义

指对提示患者处于生命危急状态的检查、检验结果建立复核、报告、记录等管理机制，以保障患者安全的制度。

（二）基本要求

1. 医疗机构应当分别建立住院和门急诊患者危急值报告具体管理流程和记录规范，确保危急值信息准确，传递及时，信息传递各环节无缝衔接且可追溯。

2. 医疗机构应当制定可能危及患者生命的各项检查、检验结果危急值清单并定期调整。

3. 出现危急值时，出具检查、检验结果报告的部门报出前，应当双人核对并签字确认，夜间或紧急情况下可单人双次核对。对于需要立即重复检查、检验的项目，应当及时复检并核对。

4. 外送的检验标本或检查项目存在危急值项目的，医院应当和相关机构协商危急值的通知方式，并建立可追溯的危急值报告流程，确保临床科室或患方能够及时接收危急值。

5. 临床科室任何接收到危急值信息的人员应当准确记录、复读、确认危急值结果，并立即通知相关医师。

6. 医疗机构应当统一制定临床危急值信息登记专册和模板，确保危急值信息报告全流程的人员、时间、内容等关键要素可追溯。

【释义】

1. 何谓危急值？

答：危急值是指提示患者可能处于生命危急状态的检查、检验结果。临床医护人员根据情况需要给予积极干预措施或治疗。

2. 哪些科室需设置危急值？

答：医疗机构内能够出具检查、检验报

告的科室，应当根据其出具的检查、检验结果是否可能存在危及患者生命的状态，梳理可能存在的危急值，包括但不限于检验科、临床实验室、医学影像科、电生理室、内窥镜室、血液药物浓度检测部门等从事各种检查、检验的医技科室以及开展床边检验项目的临床科室。

3. 如何合理设置危急值项目及阈值？

答：各医疗机构应根据行业指南，结合本机构收治患者的病情特点，科学制定符合实际需要的危急值项目和阈值。通常由科室提出，医疗管理部门组织专家审核、确定，并在全院范围内公布。根据临床需要和实践总结，定期更新和完善危急值项目及阈值。

4. 危急值报告流程包括哪几个环节？

答：医技检查、检验部门工作人员发现危急值的管理流程，建议包括但不限于以下环节。

（1）核实：按照本部门操作规范、流程及相关质量控制标准，对检查、检验的各个环节进行核查。如无异常，立即通知临床科室。

（2）通知：检查、检验者将核实后的危急值以最快的通信方式，如电话，立即通知临床科室，并可同时通过医院信息系统在医师或护士工作站界面进行提醒告知。电话通知时要求接听人复述结果，以免发生差错。

（3）记录：检查、检验者通知临床科室后，报告人应将危急值患者姓名、科室、住院号（或门急诊号）、收样时间、检查结果、检验结果、报告人姓名、报告时间、接收报告科室、接收人姓名、接收报告时间等信息记录在《危急值报告记录本》上。

临床科室在获取危急值后，应在《危急值接获登记本》上登记危急值相关信息，内容参照上述报告记录本。

（4）报告：当临床科室是护士接获危急值时，应以最快的速度报告经治医师或值班医师，并在《危急值接获登记本》记录报告信息和报告时间。

（5）复查：若临床科室发现危急值与患者病情不相符时，医技科室应与临床科室共同查找原因，必要时可以重新进行检查、检验。

《危急值报告记录本》和《危急值接获登记本》亦可采用信息化手段记录。

危急值报告遵循谁报告谁记录，谁接收谁记录的原则。若通过电话向临床科室报告危急值，电话 5 分钟内无人接听和应答，应迅速向医疗管理部门（夜间或节假日为医院总值班/医疗总值班）报告。

5. 如何报告门、急诊患者危急值？

答：医疗机构应当根据本医疗机构实际情况，制定门、急诊患者危急值管理制度，建立门、急诊危急值报告的闭环流程，明确责任部门和责任人员，将危急值信息及时、准确通知到经治医师和患者，并为患者就诊就医提供建议和院内绿色通道安排。

无法联系到患者或家属时，应及时向医

疗管理部门（夜间或节假日为医院总值班 /
医疗总值班）报备，相关人员应积极协助寻
找患者，做好相应记录。

**6. 什么情况下需要对危急值项目进行重
复检查、检验?**

答：出现危急值结果时，医技科室要核
对标本和申请单是否吻合，检验仪器和检验
过程是否正常，在确认检验过程各环节无异
常的情况下，可先将危急值结果发出。临床
医师在接到危急值后，若认为该结果与患者
病情不符，应立即复查。

**7. 如何实现报告流程无缝衔接且可追
溯，并保证传递及时?**

答：报告流程无缝衔接涉及报告（通
知）、接收和记录三个环节。每个环节都必
须详细记录处理情况及处理时间，时间应精
准到分钟。

危急值报告（通知）人应以最快、有效
的途径通知相关科室和医师。以信息化手段
报送危急值后，若接收方不响应时，应有补

救报告措施，如短信发出无回复时，应采取电话提醒等补救措施，必要时直接派员将结果送达患者所在科室，避免遗漏执行。

危急值报告实行"谁报告谁记录，谁接收谁记录"原则，采取"双方"记录形式，即报告人与接收人及时、准确、完整记录规定信息，确保危急值报告的患者信息、时间、内容和接获人员等关键要素记录精确、完整；以信息化手段完成危急值通知、报告的医疗机构，该机制应是闭环的，即应当通过点击危急值信息来确认危急值已收到并记录接获时间，医疗管理部门予以统计危急值通知到临床接获的时间，完成危急值报告管理的监管。临床处理完毕后应及时在病程记录中予以体现，以实现报告流程无缝衔接且可追溯。

8. 是否可设置疾病相关的危急值项目和阈值？

答：可以。由于部分疾病患者对异常检查、检验结果的耐受程度远远高于一般疾病的患者，当其某项检查、检验结果达到医疗机构设定的危急值时，并不需要紧急处理，对这类疾病患者可以制定与疾病相关的危急值。如慢性肾衰竭，接受透析的患者，其肌酐达到医疗机构设定的危急值时，是不需要立即处理的，医疗机构可以设立两个肌酐危急值阈值，一个适用于慢性肾衰竭以外的患者，一个适用于慢性肾衰竭患者。

设定的流程，由科室提出申请，医疗管理部门组织专家审核、确定，并在全院范围内公布并执行。

9. 应如何报告外送检验或检查项目的危急值？

答：外送的检验标本或检查项目存在危急值项目的，医疗机构应在外送标本或检查项目合作协议上明确危急值项目及阈值通知方式、责任部门和人员，建立以通知到患者为止的闭环的危急值报告流程，使患者及时得到危急值信息，其各项要求与对院内危急值报告的要求保持一致。

10. 临床科室接到危急值报告后的处理流程是什么？

答：临床科室接到危急值报告后的处理流程建议包括但不限于以下几项。

（1）核实信息：临床科室接听人核实危急值报告结果，核对患者基本信息，予以确认。

（2）记录信息：接听人及时将危急值患者的姓名、住院号（或门急诊号）、危急值项目及结果、接听人及时间（至分钟）等信息记录在《危急值接获记录本》上。

（3）报告医师：接听人核对后，应立即报告病房值班医师或经治医师。

（4）患者处理：接报医师应立即诊察患者，遵循急危重患者抢救流程，迅速采取相应的临床措施，及时书写病程记录，密切观察病情变化，做好交接班。

对于经过经治医师、值班医师诊察评估患者后不需立即处置的危急值，应在当日记录该信息，允许当日多个未处置的危急值信息合并记录。

若单项危急值与输注的某种药物有直接关系，该药物目前仍在输注中，允许护士立即停止输注该药物。

（5）再次复查：患者处理后应适时复查危急值；若是临床科室发现危急值与患者病情不相符时，接报医师应与医技科室检查、检验报告人共同查找原因，必要时可以重新进行检查、检验。

（庄良金、洪亚玲、陈虹、

王惠英、陈轶坚）

十五、病历管理制度

（一）定义

指为准确反映医疗活动全过程，实现医疗服务行为可追溯，维护医患双方合法权益，保障医疗质量和医疗安全，对医疗文书的书写、质控、保存、使用等环节进行管理的制度。

（二）基本要求

1. 医疗机构应当建立住院及门、急诊病历管理和质量控制制度，严格落实国家病历书写、管理和应用相关规定，建立病历质量检查、评估与反馈机制。

2. 医疗机构病历书写应当做到客观、真实、准确、及时、完整、规范，并明确病历书写的格式、内容和时限。

3. 实施电子病历的医疗机构，应当建立电子病历的建立、记录、修改、使用、存储、传输、质控、安全等级保护等管理制度。

4. 医疗机构应当保障病历资料安全，病历内容记录与修改信息可追溯。

5. 鼓励推行病历无纸化。

【释义】

1. 病历管理制度中的医疗活动全过程具体包括哪些？

答：医疗机构开展的医疗活动全过程包括门、急诊以及住院等整个诊疗过程。

2. 哪些文书需医疗机构保存，有何具体要求？

答：自 2014 年 1 月 1 日开始施行的《医疗机构病历管理规定》（国卫医发〔2013〕31 号）中规定，门、急诊病历若是由医疗机构保管的，保存时间自患者就诊之日起不少于 15 年；住院病历保存时间自患者最后一次住院出院之日起不少于 30 年。

3."严格落实国家病历书写、管理和应用相关规定"，具体指哪些相关规定？

答：主要包括但不限于《中华人民共和国民法典》《中华人民共和国刑法》《中华人民共和国医师法》《中华人民共和国电子签名法》《医疗纠纷预防和处理条例》《医疗事故处理条例》以及《医疗机构管理条例实施细则》《医疗机构病历管理规定》《病历书写基本规范》《住院病案首页数据填写质量规范（暂行）》《电子病历应用管理规范（试行）（2017版）》和《电子病历系统功能规范（试行）2010版》等对医疗文书书写的相关要求。《病历书写基本规范》与《医疗质量安全核心制度要点》不一致的，以《要点》为准。

4. 病历质量检查、评估与反馈机制具体包括哪些方面？

答：医疗机构应当建立完善的病历管理制度及病历质量控制指标。临床各科室应指定专人负责病历书写质量控制。医疗管理部门应定期抽查，根据病历书写规范要求和质量控制指标进行病历等级评估，并将检查结果通报，与考核管理挂钩，并提出具体整改意见，做好监督和定期反馈。

5. 何谓病历书写时应当做到客观、真实、准确、及时、完整和规范？

答：客观是指记录患者客观存在的信息；真实、准确是指记录的信息与实际发生的一致；及时是指按照相关规范的不同时限要求完成相应的病历内容书写；完整是指对诊疗活动全过程相关信息进行记录；规范是指记录内容和格式符合国家对病历书写、管理等相关法律法规、行业规范要求，医学术语应用得当，记录顺序符合逻辑。

6. 医疗机构应当保障病历资料安全的具体要求是什么？

答：医疗机构应建立病历资料安全管理制度，包括但不限于以下几项。

门、急诊病历：由医疗机构保管的，应在每次诊疗活动结束后首个工作日内归档。

住院病历：在患者住院期间，由所在病区统一保管，因工作需要需将住院病历带离病区时，应由病区指定的专门人员负责携带和保管。患者出院后，住院病历由病案管理部门或者专（兼）职人员统一保存、管理。

任何人不得随意涂改病历，严禁伪造、隐匿、销毁、抢夺、窃取病历。

患者病历的借阅、复制、封存和启封应遵照国家有关规定执行。

7. 病历内容的记录与修改信息可追溯的具体要求是什么？

答：病历内容的记录应规范、准确，尽量避免修改。纸质病历在书写中若出现错字、错句，应在错字、错句上用双横线标示，并注明修改人及修改时间，不得采用刀刮、胶贴、涂黑、剪贴等方法抹去原来的字迹。

医务人员修改住院电子病历时，系统应当进行身份识别、保存历次修改痕迹、准确的修改时间和修改人信息。

病历随患者出院经上级医师审核确认后

归档，归档后原则上不得修改。特殊情况下确需修改的，需经医疗管理部门批准后修改并保留修改人信息、修改时间和修改痕迹，相关审批文件一并随病案归档。

8. 推行电子病历以及病历的无纸化有哪些注意事项？

答：医疗机构应当按照病历管理相关规定，在患者门、急诊就诊结束或出院后，适时将电子病历转为归档状态，无纸化保存。具有可靠电子签名的电子病历无须打印和医务人员手工签字。电子病历保存期限同纸质病历。电子病历与纸质病历具有同等法律效力。

因存档等需要可以将电子病历打印后与非电子化的资料合并形成病案保存。打印的电子病历纸质版本应当统一规格、字体、格式等，其内容应与归档的电子病历完全一致。打印字迹应清楚易认、内容完整，符合病历保存期限和复印的要求。

9. 如何实施病历无纸化？

答：病历无纸化，是指将医疗机构传统

的纸质病历改为应用电子病历系统并实现电子病历无纸化保存。国家鼓励以电子病历为核心的医疗机构信息化建设，有助于提高医疗机构管理效率，提升医疗质量。实施病历无纸化，医疗机构应当明确下列问题。

（1）何谓电子病历与打印病历？

根据《电子病历应用管理规范（试行）》第三条的规定，电子病历是指医务人员在医疗活动过程中，使用信息系统生成的文字、符号、图表、图形、数字、影像等数字化信息，并能实现存储、管理、传输和重现的医疗记录，是病历的一种记录形式，包括门、急诊病历和住院病历。

根据《病历书写基本规范》第三十一条的规定，打印病历是指应用字处理软件编辑生成并打印的病历（如 Word 文档、WPS 文档等）。

（2）何谓可靠的电子签名？

根据《中华人民共和国电子签名法》第二条的规定，指数据电文中以电子形式所含、所附用于识别签名人身份并表明签名人认可其中内容的数据。

根据《中华人民共和国电子签名法》第十三条的规定，电子签名同时符合下列条件的，视为可靠的电子签名：①电子签名制作数据用于电子签名时，属于电子签名人专有；②签署时电子签名制作数据仅由电子签名人控制；③签署后对电子签名的任何改动能够被发现；④签署后对数据电文内容和形式的任何改动能够被发现。

（3）医疗机构使用用户名/密码的认证方式应当具备哪些条件？

根据《电子病历系统功能规范》第八条的规定，电子病历系统的使用者必须经过规范的用户认证，至少支持用户名/密码、数字证书、指纹识别中的一种认证方式。医疗机构使用用户名/密码的认证方式应当告知医护人员确保本人用户名和密码不能外泄，对使用本人用户名产生的结果负责，同时需满足：①医疗机构采用用户名/密码认证方式时，应要求用户必须修改初始密码，并提供密码强度认证规则验证功能，避免用户使用过于简单的密码。②设置密码有效期，用户使用超过有效期的密码不能登录系统。③设置账户锁定阈值时间，用户多次登录错误时，自动锁定该账户，管理员有权限解除账户锁定。④系统采用用户名／密码认证方式时，管理员有权限重置密码。

（4）电子病历中的电子签名需要第三方认证吗？

根据《中华人民共和国电子签名法》第十六条的规定，电子签名需要第三方认证的，由依法设立的电子认证服务提供者提供认证服务。

到目前为止，卫生健康行政部门没有特别要求电子病历中的电子签名必须通过第三方认证，所以，未做第三方认证的电子病历的电子签名仍可成为可靠的电子签名，但医疗机构应当对此予以确认，并对所有以用户名／密码认证方式作为电子签名的医疗文书承担法律责任。

10. 患者的知情告知同意书等相关资料是否可以直接无纸化，而取消纸质版本？

答：根据《电子病历应用管理规范（试行）》（国卫办医发〔2017〕8号）第十八条的规定，医疗机构因存档等需要可以将电子病历打印后与非电子化的资料合并形成病案保存。具备条件的医疗机构可以对知情同意书、植入材料条形码等非电子化的资料进行数字化采集后纳入电子病历系统管理，原件另行妥善保存。一些信息化程度比较高的医疗机构，也可直接对知情同意书等采用无纸化记录，但应符合相关法律法规的要求，如数据证书的认证方式，或有患者或患方代理人指纹、电子签字等身体特征信息的保留以确认是患方的真实行为。

（潘胜东、徐莉、景抗震、

李大江、李念）

十六、抗菌药物分级管理制度

（一）定义

指根据抗菌药物的安全性、疗效、细菌耐药性和价格等因素，对抗菌药物临床应用进行分级管理的制度。

（二）基本要求

1. 根据抗菌药物的安全性、疗效、细菌耐药性和价格等因素，抗菌药物分为非限制使用级、限制使用级与特殊使用级三级。

2. 医疗机构应当严格按照有关规定建立本机构抗菌药物分级管理目录和医师抗菌药物处方权限，并定期调整。

3. 医疗机构应当建立全院特殊使用级抗菌药物会诊专家库，按照规定规范特殊使用级抗菌药物使用流程。

4. 医疗机构应当按照抗菌药物分级管理原则，建立抗菌药物遴选、采购、处方、调剂、临床应用和药物评价的管理制度和具体操作流程。

【释义】

1. 抗菌药物分级原则是什么?

答：为进一步加强抗菌药物临床应用管理，落实抗菌药物临床应用管理，根据原卫生部《抗菌药物临床应用管理办法》（2012年4月24日中华人民共和国卫生部令第84号发布），根据安全性、疗效、细菌耐药性、价格等因素，将抗菌药物分为三级。

非限制使用级：经过长期临床应用证明安全、有效，对病原菌耐药性影响较小，价格相对较低的抗菌药物。应是已列入基本药物目录,《国家处方集》和《国家基本医疗保险、工伤保险和生育保险药品目录》收录的抗菌药物品种。

限制使用级：经长期临床应用证明安

全、有效，对病原菌耐药影响较大，或者价格相对较高的抗菌药物。

特殊使用级：具有明显或者严重不良反应，不宜随意使用；抗菌作用较强、抗菌谱广，经常或过度使用会使病原菌过快产生耐药的；疗效、安全性方面的临床资料较少，不优于现用药物的；新上市的，在适应证、疗效或安全性方面尚需进一步考证的、价格昂贵的抗菌药物。

2. 是否有全国统一的抗菌药物分级管理目录？

答：由于我国幅员辽阔，地区差异显著，细菌耐药性差异也非常显著，因此尚未形成全国统一的抗菌药物分级管理目录。

目前由省级卫生健康行政部门，根据本地区社会经济状况、疾病谱、细菌耐药性的情况，制定省级抗菌药物分级管理目录。

国家卫生健康委《关于持续做好抗菌药物临床应用管理有关工作的通知》（国卫办医发〔2018〕9号）中明确要求，加强儿童、老年患者、孕产妇等抗菌药物临床应用管理。

3. 各级、各类医疗机构如何制定本机构抗菌药物分级管理目录？

答：各级各类医疗机构应结合本机构的情况，根据省级卫生健康行政主管部门制定的抗菌药物分级管理目录，制定本机构抗菌药物供应目录，原则上不能低于省级目录标准，并向核发其《医疗机构执业许可证》的卫生健康行政部门备案。

各医疗机构应根据院内抗菌谱定期调整分级目录，调整周期原则上为 2 年，最短不得少于 1 年。每次调整后 15 个工作日内向卫生健康行政部门备案。

4. 医疗机构可否使用未纳入省级抗菌药物分级管理目录中的抗菌药物？

答：未纳入省级抗菌药物分级管理目录中的抗菌药物，如符合国家相关规定，且有充分的循证医学证据，医疗机构也可采购使用，应参照省级抗菌药物分级管理目录中相应药物对其临床应用进行分级管理，并向核发其《医疗机构执业许可证》的卫生健康行政部门备案。

5. 医师、药师如何获得抗菌药物处方权与调配权？

答：根据《抗菌药物临床应用管理办法》（中华人民共和国卫生部令第 84 号）第二十四条的规定，"具有高级专业技术职务任职资格的医师，可授予特殊使用级抗菌药物处方权；具有中级以上专业技术职务任职资格的医师，可授予限制使用级抗菌药物处方权；具有初级专业技术职务任职资格的医师、最低级别医师，在乡、镇、村的医疗机构独立从事一般执业活动的执业助理医师以及乡村医师，可授予非限制使用级抗菌药物处方权。药师经培训并考核合格后，方可获得抗菌药物调剂资格"。

上述授权均需经医疗机构培训并考核合格后方可授予。授权后要进行动态评估，不适应的要进行调整。

二级以上医疗机构应当定期（按年度）对医师和药师进行抗菌药物临床应用知识和规范化管理的培训。医师经本机构培训并考核合格后，方可获得相应的处方权。

其他医疗机构依法享有处方权的医师、乡村医师和从事处方调剂工作的药师，由县级以上地方卫生健康行政部门组织相关培训、考核。经考核合格的，授予相应的抗菌药物处方权或者抗菌药物调剂资格。

《国家卫生健康委办公厅关于持续做好抗菌药物临床应用管理工作的通知》（国卫办医发〔2020〕8号）规定，二级以上医院要严格落实《抗菌药物临床应用管理办法》要求，定期对医师和药师进行抗菌药物临床应用知识和规范化管理的培训。医师未经本机构培训并考核合格，不得授予抗菌药物处方权。医院不得单纯依据医师职称授予相应处方权限。卫生健康行政部门要结合医疗机构合理用药考核，进一步规范抗菌药物处方权的授予和管理，督促工作落实。

6. 抗菌药物临床应用知识和规范化管理培训和考核内容包括哪些？

答：应当包括但不限于以下内容。

（1）《药品管理法》《中华人民共和国医师法》《抗菌药物临床应用管理办法》《处方管理办法》《医疗机构药事管理规定》《抗菌药物临床应用指导原则》《国家基本药物处方集》《国家处方集》和《医疗机构处方点评管理规范（试行）》等相关法律、法规、规章和规范性文件。

（2）抗菌药物临床应用分级管理制度。

（3）常用抗菌药物的药理学特点与注意事项。

（4）常见细菌的耐药趋势与控制方法。

（5）抗菌药物不良反应的防治。

7. 如何在临床使用特殊使用级抗菌药物？

答：依照《抗菌药物临床应用指导原则》的规定，抗菌药物临床应用实行分级管理，处方权限与临床应用中有如下要求：

（1）特殊使用级抗菌药物的选用应从严控制。临床应用特殊使用级抗菌药物应当严格掌握用药指征，经抗菌药物管理工作机构指定的专业技术人员会诊同意后，按程序由具有相应处方权医师开具处方。

（2）特殊使用级抗菌药物不得在门诊使用。

（3）有下列情况之一可考虑越级应用特殊使用级抗菌药物：①感染病情严重者；②免疫功能低下患者发生感染时；③已有证据表明病原菌只对特殊使用级抗菌药物敏感的感染。使用时间限定在 24 小时之内，其后需要补办审办手续并由具有处方权限的医师完善处方手续。

8. 特殊使用级抗菌药物会诊专家库组成人员包括哪些?

答：依照《抗菌药物临床应用指导原则》的规定，抗菌药物临床应用实行分级管理，处方权限与临床应用中有如下要求。

特殊使用级抗菌药物会诊人员应由医疗

机构内部授权，具有抗菌药物临床应用经验的感染性疾病科、呼吸科、重症医学科、微生物检验科、药学部门等具有高级专业技术职务任职资格的医师和抗菌药物等相关专业临床药师担任。

9. 抗菌药物遴选、采购、处方、调剂、临床应用和药物评价等工作中需要遵循的相关文件规定有哪些？

答：2012年，《抗菌药物临床应用管理办法》（卫生部令第84号）。

2015年，《关于进一步加强抗菌药物临床应用管理工作的通知》（国卫办医发〔2015〕42号）及其附件《抗菌药物临床应用管理评价指标及要求》。

2015年，《关于印发抗菌药物临床应用指导原则（2015年版）的通知》（国卫办医发〔2015〕43号）及其附件《抗菌药物临床应用指导原则（2015年版）》。

2018年，《关于持续做好抗菌药物临床应用管理有关工作的通知》（国卫办医发

〔2018〕9号）。

2018年，《关于印发碳青霉烯类抗菌药物临床应用专家共识等3个技术文件的通知》（国卫办医函〔2018〕822号）。

2019年，《关于持续做好抗菌药物临床应用管理工作的通知》（国卫办医发〔2019〕12号）。

2020年，《关于持续做好抗菌药物临床应用管理工作的通知》（国卫办医发〔2020〕8号）。

2021年，《关于进一步加强抗微生物药物管理遏制耐药工作的通知》（国卫医函〔2021〕73号）。

各省、自治区、直辖市的抗菌药物临床应用分级管理目录。

10. 门诊可否使用特殊使用级抗菌药物？

答：特殊使用级抗菌药物不得在门诊使用。

11. 临床可否越级使用抗菌药物？

答：因抢救生命垂危的患者等紧急情

况，医师可以越级使用一日剂量的抗菌药物。越级使用抗菌药物应当详细记录用药指征，并应当于 24 小时内补办越级使用抗菌药物的必要手续。

有下列情况之一可考虑越级应用特殊使用级抗菌药物：①感染病情严重者；②免疫功能低下患者发生感染时；③已有证据表明病原菌只对特殊使用级抗菌药物敏感的感染。使用时间限定在 24 小时之内，其后需要补办会诊手续并且由具有处方权限的医师完善处方手续。

（王惠英、陈轶坚、庄良金、
洪亚玲、李成）

十七、临床用血审核制度

（一）定义

指在临床用血全过程中，对与临床用血相关的各项程序和环节进行审核和评估，以保障患者临床用血安全的制度。

（二）基本要求

1. 医疗机构应当严格落实国家关于医疗机构临床用血的有关规定，设立临床用血管理委员会或工作组，制定本机构血液预订、接收、入库、储存、出库、库存预警、临床合理用血等管理制度，完善临床用血申请、审核、监测、分析、评估、改进等管理制度、机制和具体流程。

2. 临床用血审核包括但不限于用血申请、输血治疗知情同意、适应证判断、配血、取血发血、临床输血、输血中观察和输血后管理等环节，并全程记录，保障信息可追溯，健全临床合理用血评估与结果应用制度、输血不良反应监测和处置流程。

3. 医疗机构应当完善急救用血管理制度和流程，保障急救治疗需要。

【释义】

1. 临床用血有哪些程序和环节？

答：临床用血的关键环节及执行顺序一般包括：适应证判断、用血申请、输血治疗知情同意、配血、取血发血、输血前双人核对、临床输血、输血中观察和输血后管理等环节。

2. 医疗机构如何落实临床用血审核制度？

答：医疗机构应根据《医疗机构临床用血管理办法》，不断完善临床用血组织体系建设、血液管理制度建设以及临床合理用血管理制度建设，明确输血科、医务管理部门和临床科室职责，确保临床用血审核制度落到实处。

医疗机构对特殊情况下的紧急输血有相关规定与批准流程。

3. 临床科室如何落实临床用血审核制度？

答：临床科室及医务人员在具体诊疗工作中应严格遵守本机构临床用血管理相关制度，完善输血前评估工作，按照输血适应证申请与审核用血，注意节约血液资源，合理应用，杜绝不必要的输血，并保证患者临床用血全程记录无缺失。

4. 如何建立医疗机构血液库存预警机制？

答：医疗机构应当配合血站建立血液库存动态预警机制，当血液库存紧张时，以合适方式提醒临床用血紧张，以保障临床用血需求和正常医疗秩序。

5. 临床用血量申请及审核有哪些要求？

答：《医疗机构临床用血管理办法》中明确，除急救用血外，应按照用血量不同分为三个层级对临床用血医嘱进行审核。

（1）同一患者一天申请备血量少于800毫升的，由具有中级以上专业技术职务任职资格的医师提出申请，上级医师核准签发后，方可备血。

（2）同一患者一天申请备血量在800~1600毫升的，由具有中级以上专业技术职务任职资格的医师提出申请，经上级医师审核，科室主任核准签发后，方可备血。

（3）同一患者一天申请备血量达到或超过1600毫升的，由具有中级以上专业技术职务任职资格的医师提出申请，科室主任核准签发后，报医务部门批准，方可备血。

6. 如何进行血液的发放与接收的审核？

答：配血完成后，发血和取血过程需严格执行核对制度和签发手续。血液交接双方必须共同核对用血者基本信息、血液有效期、配血试验结果、血袋完整性以及血液外观等，确保患者信息一致及血液质量符合要求，双方共同签字后方可发血与取血。

临床科室护士接收到血库（或输血科）送来的血液时须检查血袋上的采血日期、有效期，血／血制品有无凝血块／溶血、变色、气泡，血袋有无破损及封口是否严密，并且要核对血袋上受血者和供血者的信息是否与交叉配血单上的信息相符。不符合以上任何情况之一，应立即将血液退回血库。

7. 临床输血的"双人核对制度"指的是什么?

答：输血前，由两名医护人员核对交叉配血报告单及血袋标签各项内容，检查血袋有无破损渗漏，血液颜色是否正常，检查血液制品和输血装置是否在有效期内，准确无误方可输血。

输血时，由两名医护人员共同到患者床旁核对患者姓名、性别、年龄、住院/门急诊号、病案号、血型等，确认与配血报告相符，再次核对血液制品后，用符合标准的输血器进行输血。

8. 输血全过程的血液管理制度主要包括哪些内容?

答：输血全过程的血液管理的主要内容，建议包括但不限于以下内容。

（1）医疗机构有明确规定的流程，确保患者输血过程中的安全。

（2）输血前医师对患者进行输血前评估。临床输血操作时，应在患者床旁由两名医务人员准确核对受血者和血液信息。

（3）明确规定从发血到输血结束的最长时限。

（4）制定使用输血器和辅助设备（如血液复温器）的操作规范与流程。

（5）在血液输注过程中不得添加任何药物。

（6）输血中要监护输血过程，及时发现输血不良反应，及时处理。

（7）输血全过程的信息应及时记录在病历中。

9. 输血前相关检测有哪些？

答：按照相关规定，对准备输血的患者进行 ABO、Rh 血型、抗体筛查及感染筛查（肝功能、乙肝五项、HCV、HIV、梅毒抗体）的相关检测。

10. 输血前如何做好输血治疗知情同意?

答：输血前医师向患者、近亲属或委托人充分说明使用血液成分的必要性、使用的风险和利弊及可选择的其他替代办法，并记录在病历中。

（1）取得患者或委托人知情同意后，签署《输血治疗知情同意书》。

（2）《输血治疗知情同意书》中须明确其他输血方式的可选择信息。

（3）《输血治疗知情同意书》入病历保存。

（4）因抢救生命垂危的患者等特殊情况需紧急输血，不能取得患者或者其近亲属意见的，经医疗机构负责人或者授权的负责人批准后实施。

11. 输血治疗病程记录包括哪些主要内容?

答：对输血治疗病程记录的主要内容建议包括但不限于以下内容：

（1）输血治疗病程记录完整详细，至

少包括输血原因，输注成分、血型和数量，输血前评估（实验室指标＋临床表现），输注过程观察情况，有无输血不良反应，不良反应的处置，输血后评估（实验室指标＋临床表现）等内容。

（2）不同输血方式的选择与记录。

（3）输血治疗后病程记录有输注效果评价的描述。

（4）手术输血患者手术记录、麻醉记录、护理记录、术后记录中出血与输血量要完整一致，输血量与发血量一致。

12. 输血不良反应监测和处置流程的主要内容有哪些?

答：输血不良反应监测和处置流程的主要内容，建议包括但不限于以下内容。

（1）监测输血的医务人员经培训，能识别潜在的输血不良反应症状。

（2）有确定识别输血不良反应的标准和应急措施。

（3）发生疑似输血反应时医务人员有

章可循，并应立即向输血科和患者的主管医师报告。

（4）一旦出现可能为速发型输血反应症状时（不包括风疹和循环超负荷），立即停止输血，并调查其原因。

（5）输血科应根据既定流程调查发生不良反应的原因，确定是否发生了溶血性输血反应。立即查证以下几项。

①患者和血袋标签确认输给患者的血是与患者进行过交叉配血的血。

②查看床旁和实验室所有记录，是否可能将患者或血源弄错。

③肉眼观察受血者发生输血反应后的血清或血浆是否溶血。如果可能，该标本应和受血者输血前的标本进行比较。

④受血者发生输血反应后的标本应考虑做抗人球蛋白试验、游离胆红素等试验。

⑤实验室应制定加做其他相关试验的要求，做相关试验的标准。

⑥输血科负责解释上述试验结果并记录

到受血者的临床病历中。

⑦当输血反应调查结果显示存在血液成分管理不当等系统问题时，输血科主任应积极参与解决。

⑧输血后献血员和受血者标本应依法至少保存 7 天，以便出现输血反应时重新进行测试。

⑨医疗管理部门会同输血科对输血不良反应评价结果向临床科室的反馈率为 100%。

⑩相关部门应根据既定流程调查输血发生不良反应，有记录。

13. 输血相容性检测实验室的管理的主要内容有哪些?

答：输血前的输血相容性检测管理的主要内容，建议包括但不限于以下内容。

（1）凡遇有输血史、妊娠史或短期内需要接受多次输血的患者，应开展不规则抗体筛检。

（2）按照要求规范开展输血前检验项目：ABO 正反定型、Rh、交叉配血、输血感染性疾病免疫标志物等指标。

（3）交叉配血必须采用能检查不完全抗体的实验方法。

（4）血液发出后，受血者和供血者标本于 2 ~ 6℃保存至少 7 天。

（5）输血相容性检测报告内容完整性100%。

（6）用于输血相容性检测的试剂仪器设备应符合相应标准。

（孙湛、丁昉、崔永亮、

徐玲、郑双江）

十八、信息安全管理制度

（一）定义

指医疗机构按照信息安全管理相关法律法规和技术标准要求，对医疗机构患者诊疗信息的收集、存储、使用、传输、处理、发布等进行全流程系统性保障的制度。

（二）基本要求

1. 医疗机构应当依法依规建立覆盖患者诊疗信息管理全流程的制度和技术保障体系，完善组织架构，明确管理部门，落实信息安全等级保护等有关要求。

2. 医疗机构主要负责人是患者诊疗信息安全管理第一责任人。

3. 医疗机构应当建立患者诊疗信息安全风险评估和应急工作机制，制定应急预案。

4. 医疗机构应当确保实现本机构患者

诊疗信息管理全流程的安全性、真实性、连续性、完整性、稳定性、时效性、溯源性。

5. 医疗机构应当建立患者诊疗信息保护制度，使用患者诊疗信息应当遵循合法、依规、正当、必要的原则，不得出售或擅自向他人或其他机构提供患者诊疗信息。

6. 医疗机构应当建立员工授权管理制度，明确员工的患者诊疗信息使用权限和相关责任。医疗机构应当为员工使用患者诊疗信息提供便利和安全保障，因个人授权信息保管不当造成的不良后果由被授权人承担。

7. 医疗机构应当不断提升患者诊疗信息安全防护水平，防止信息泄露、毁损、丢失。定期开展患者诊疗信息安全自查工作，建立患者诊疗信息系统安全事故责任管理、追溯机制。在发生或者可能发生患者诊疗信息泄露、毁损、丢失的情况时，应当立即采取补救措施，按照规定向有关部门报告。

【释义】

1. 信息安全全流程系统性保障制度包括哪些方面？

答：医疗机构信息安全全流程应覆盖医院信息系统（HIS）及其各子系统（RIS、LIS、PACS、OA等），医院信息上传与共享接口的所有内容。系统性保障应有对全流程所涉及的所有信息提供系统保护和相应的机密性和完整性服务能力。保障制度则是对应以上目标所形成的管理制度、规章与操作流程体系。

信息安全全流程系统性保障制度主要包括技术性安全文件体系和安全管理制度。

技术性安全文件体系主要对信息系统技术要求、物理安全、网络安全、数据安全、主机安全和应用安全提出构建要求和基本配置要素。

安全管理制度包括医疗机构安全管理机构制度、安全管理制度、信息操作人员安全管理、系统建设管理制度、系统运行维护管理制度体系和安全应急预案。管理制度之下应建立标准化操作规程作为补充。

系统性保障制度必须关注信息系统"六类"安全，包括真实性、完整性、保密性、可用性、可靠性和可控性。增强信息系统安全防护能力、隐患发现能力和应急响应能力。

医疗机构主要负责人是信息安全管理第一责任人。

2. 如何进行信息安全等级划分？

答：根据《信息安全等级保护管理办法》（公通字〔2007〕43号）规定，计算机信息安全划分为五个等级。

按照原卫生部《卫生行业信息安全等级保护工作的指导意见》（卫办发〔2011〕85号）要求，以下重要卫生信息系统安全保护等级原则上不低于第三级。

（1）卫生统计网络直报系统、传染性疾病报告系统、卫生监督信息报告系统、突发公共卫生事件应急指挥信息系统等跨省全国联网运行的信息系统。

（2）国家、省、地市三级卫生信息平台，新农合、卫生监督、妇幼保健等国家级数据中心。

（3）三级甲等医疗机构的核心业务信息系统。

（4）原卫生部网站系统。

（5）其他经过信息安全技术专家委员会评定为第三级以上（含第三级）的信息系统。

卫生健康行业各单位在确定信息系统安全保护等级后，对第二级以上（含第二级）信息系统，应当报属地公安机关及卫生健康行政部门备案。跨省全国联网运行并由原卫生部定级的信息系统，由国家卫生健康委报公安部备案；在各地运行、应用的分支系统，应当报属地公安机关备案。

3. 医疗信息安全的组织架构及分工职责是什么？

答：网络安全和信息化工作领导小组是医院层面负责信息安全工作的主要组织。网络安全和信息化工作领导小组组长由医疗机构主要负责人担任，按照"谁主管谁负责、谁运营谁负责、谁使用谁负责"的原则，在网络建设过程中明确本单位各网络的主管部门、运营部门、信息化部门、使用部门等管理职责，对本单位运营范围内的网络进行等级保护定级、备案、测评、安全建设整改等工作。具体要求见《医疗卫生机构网络安全管理办法》（国卫规划发〔2022〕29号）相关规定。

4. 实施医疗机构信息安全管理问责制有哪些内容？

答：医疗机构主要负责人是信息安全管理第一责任人。

医疗机构应建立与完善信息安全管理组织的工作制度与程序。

建立与完善计算机信息系统硬件与软件的采购、验收制度与程序。

明确信息系统使用与管理人员的岗位职责，并对提供与使用的信息可信度及安全负责。

明确计算机信息系统专职管理人员离岗制度与交接程序。

5. 如何建立与完善计算机信息系统的安全管理制度与流程?

答:计算机信息系统的安全管理制度与流程的覆盖层面,至少包括关于患者的所有数据,对不同的数据资料制定不同的保护路径措施(比如,数字与图像),所有权属患者个人。

根据数据安全保护制度建立技术标准,利用存储及备份技术、网络安全监控技术、信息加密技术、访问控制技术加以保护。

建立与完善计算机信息系统网络安全漏洞检测和系统升级管理制度、操作权限管理制度、用户登记制度、信息发布审查、登记、保存、清除和备份制度。

明确任何单位和个人不得用计算机信息系统从事的行为,有清单/目录告知有操作权限的员工,并定期对其进行培训和教育。

定期、不定期由医院内部与外部信息安全评估组织，进行医院信息系统安全评估，用制度与程序来保障，将安全评估的结果用于网络安全持续改进活动。各医疗卫生机构在信息系统运营过程中，应每年开展文档核验、漏洞扫描、渗透测试等多种形式的安全自查，及时发现可能存在的问题和隐患。针对安全自查、监测预警、安全通报等过程中发现的安全隐患应认真开展整改加固，防止网络带病运行，并按要求将安全自查及整改情况报上级卫生健康行政部门。

6. 如何根据医疗机构患者诊疗信息安全风险评估的内容制定应急预案？

患者诊疗信息在录入、储存、调阅、输出过程中始终存在安全风险。通过网络链接、数据接口、第三方共享平台等形式，患者信息还有进一步被泄露和篡改的风险。因此应急预案的拟定是必要的，也是应对信息安全风险的基础与前提。

预案应至少包括但不限于以下内容。

组织机构：网络与信息安全应急小组应由领导小组、技术小组组成，应由医疗机构负责人担任第一责任人。小组负责信息安全日常事务处理、应急处理及安全通报等事务。

工作原则：逐级建立并落实统计信息系统责任制和应急机制；按照法规规定职责和流程；积极预防、及时预警；积极提升应急处理能力；各部门协同配合开展工作。

应急措施：基本应急处理流程应至少包括报告和简单处理；故障分级分类判断与处理；网络线路故障排除；黑客入侵应急处理；患者信息泄露的应急预案；大规模病毒（含恶意软件）攻击的应急处理等预案和处置原则。

运营应急措施：医院 HIS 局部或全部瘫痪状况下临床运营处置预案。

7. 医疗机构建立患者诊疗信息保护制度应当包含哪些方面？

答：患者诊疗信息是指医疗机构在提供医疗服务过程中产生的，以一定形式记录、保存的信息以及其他与医疗卫生服务有关的信息，包括患者的个人基本信息、挂号信息、就诊信息、住院医嘱信息、费用信息、影像资料和检验结果等各种临床和相关内容组成的患者信息群集。

诊疗信息保护制度应包括获取制度、修改制度和安全保障制度。

获取制度原则包括获取行为的界定，例如，报销、外院就诊、案件审理、临床研究等；个人获取流程和必需材料；政府或社会组织获取流程和依据材料。

修改制度原则包括患者个人信息修改流程和医务人员医嘱、诊断等敏感信息修改流程。

安全保障制度原则包括任何患者的所有电子信息资料在未经主管领导的批准下只许在医疗机构内部管理，不得转出；患者资料通过分级权限管理保护及诊治；未经患者本人的许可，不得将其疾病及相关隐私信息传播给他人。

8. 为什么要建立分级授权制度？

答：医院信息系统在实际意义上属于开放式系统，大量个人信息和敏感数据存在于HIS和各子系统中，并不断被调阅使用。另外，还有大量的数据上传和分享接口。大部分医疗机构对外网页还设置了内网或协同办公系统登录界面。

医院信息系统主要面向医院信息系统工作人员和使用人员。医院信息系统工作人员既包括医院信息工程师，也包括大量系统外包的场地工程师、系统维护人员等。医院信息系统使用人员包括医生、护士、管理人员以及医学生、进修生、规培生等。根据不同人员身份和岗位性质，设立严格的登录和操作权限授权是非常必要的。考虑到授权工作的唯一性和动态变化，采取分级管理模式才具有可行性。

9. 员工授权管理制度包括哪些方面？

员工授权管理制度应包括内部人员授权管理制度、外包人员授权管理制度和授权变更管理制度。

医院信息系统相关的所有授权和审批事项的制度，必须明确各授权和审批的部门和责任人。信息安全管理各环节的流程中授权和审批部分均需按照本授权和审批事项的制度执行。

内部人员授权管理由医疗机构信息安全领导小组主导并起始，实施按层级分级授权和负责制度。

外包人员授权管理应由医疗机构信息安全工作小组组长授权，并按层级和部门岗位予以授权，并向授权方负责。没有经过正式授权的临时信息系统维护需求，可由信息安全工作小组组长临时授权同意后补充授权记录。

重点加强对被授权者及其访问权限操作行为的合规性进行监管，评估与记录在案：①建立与完善记录操作日志，记录一定周期内的行为日志，通过软件系统逐一识别，确定操作行为的合规性；②建立操作系统识别库，对于不属于识别库的行为，系统要给予报警，直至下调授权等次或中止授权。

10. 如何防止医疗信息泄露、毁损和丢失?

答：首先，应按照信息安全等级要求，建立严格的信息分级安全管理系统和配套工作制度。

其次，应建立严格的信息分级授权制度体系和基于管理需求、科研需求的信息数据使用管理规范并常态化运行。授权审批应严格根据工作岗位和工作内容而定。

最后，建立主数据双备份制度。对医疗信息均要求保存备份数据和数据表，并保持良好的兼容互通。

11. 发生泄露事件后应急预案要点有哪些?

泄密类信息安全事件不同于一般的信息安全事件。应急处置基本原则要求有以下几点。

①泄密发现人员在第一时间先就泄密事件本身保密；②如已掌握涉密情况，则选择

具有相应涉密级别的人员进行报告或直接报告医院信息安全领导小组组长；③如未掌握涉密情况，应向上一级信息安全主管报告；④处置过程保密。

12. 如何建立患者诊疗信息安全事故责任的追溯机制？

答：根据信息安全分级授权和信息分级保护要求，信息安全事故责任须进行逐级追溯。

根据隐私泄露溯源应从最终数据应用者向个人数据源头搜寻的原则，建立溯源技术标准体系、患者诊疗数据使用登记制度、溯源监管制度和溯源奖惩制度。

溯源技术标准体系主要为实现技术可行性。患者诊疗数据使用登记制度为实现数据跟踪和溯源有迹可循。溯源监管和奖惩制度主要是强化溯源机制的威慑与强制作用。

13. 如何实施软件安全管理？

答：实施软件安全管理，应从以下四个方面进行管理，但不限于此。

（1）医疗机构临床信息系统软件的管

理和维护，应由本机构计算机信息系统的专职管理员负责实施日常的管理和维护。

（2）若由开发该软件的公司负责维护的医疗机构，应在维保协议中明确软件公司应书面报告每次维护的情况，经使用认可后报计算机信息系统专职管理员备案。

（3）由各科室自行开发或应用的新软件，除上级或政府职能部门指定统一使用的外，均必须按照规定的程序申报，经网络安全和信息化工作领导小组讨论批准后方可应用。在原有系统上进行新功能的迭代开发的，应遵循信息系统项目管理和代码更新上传的标准规范流程进行。

（4）为了防止计算机信息系统被病毒感染或者扩散病毒，任何个人及部门科室均不得自行使用杀毒的软盘、光盘、U盘等储存介质。

14. 医疗机构如何对医疗数据的使用、处理和披露进行管理？

答：根据《医疗卫生机构网络安全管理

办法》，各医疗卫生机构应建立健全数据安全管理制度、操作规程及技术规范，涉及的管理制度每年至少修订一次，建议相关人员每年度签署保密协议。每年对本单位的数据进行数据安全风险评估，及时掌握数据安全状态。加强数据安全教育培训，组织安全意识教育和数据安全管理制度宣传培训。结合本单位实际，建立完善数据使用申请及批准流程，遵循"谁主管、谁审查"、遵循事前申请及批准、事中监管、事后审核原则，严格执行业务管理部门同意、医疗机构领导核准的工作程序，指导数据活动流程合规。

（李大江、李念、陆勇、

潘胜东、徐莉）

附件1

医疗质量管理办法

国家卫生和计划生育委员会令

（第10号）

《医疗质量管理办法》已于2016年7月26日经国家卫生计生委委主任会议讨论通过，现予公布，自2016年11月1日起施行。

主任：李斌

2016年9月25日

医疗质量管理办法

第一章　总　则

第一条　为加强医疗质量管理，规范医疗服务行为，保障医疗安全，根据有关法律法规，制定本办法。

第二条　本办法适用于各级卫生计生行政部门以及各级各类医疗机构医疗质量管理工作。

第三条　国家卫生计生委负责全国医疗机构医疗质量管理工作。

县级以上地方卫生计生行政部门负责本行政区域内医疗机构医疗质量管理工作。

国家中医药管理局和军队卫生主管部门分别在职责范围内负责中医和军队医疗机构医疗质量管理工作。

第四条　医疗质量管理是医疗管理的核心，各级各类医疗机构是医疗质量管理的第一责任主体，应当全面加强医疗质量管理，持续改进医疗质量，保障医疗安全。

第五条 医疗质量管理应当充分发挥卫生行业组织的作用，各级卫生计生行政部门应当为卫生行业组织参与医疗质量管理创造条件。

第二章 组织机构和职责

第六条 国家卫生计生委负责组织或者委托专业机构、行业组织（以下称专业机构）制订医疗质量管理相关制度、规范、标准和指南，指导地方各级卫生计生行政部门和医疗机构开展医疗质量管理与控制工作。

省级卫生计生行政部门可以根据本地区实际，制订行政区域医疗质量管理相关制度、规范和具体实施方案。

县级以上地方卫生计生行政部门在职责范围内负责监督、指导医疗机构落实医疗质量管理有关规章制度。

第七条 国家卫生计生委建立国家医疗质量管理与控制体系，完善医疗质量控制与持续改进的制度和工作机制。

各级卫生计生行政部门组建或者指定各级、各专业医疗质量控制组织（以下称质控组织）落实医疗质量管理与控制的有关工作要求。

第八条 国家级各专业质控组织在国家卫生计生委指导下，负责制订全国统一的质控指标、标准和质量管理要求，收集、分析医疗质量数据，定期发布质控信息。

省级和有条件的地市级卫生计生行政部门组建相应级别、专业的质控组织，开展医疗质量管理与控制工作。

第九条 医疗机构医疗质量管理实行院、科两级责任制。

医疗机构主要负责人是本机构医疗质量管理的第一责任人；临床科室以及药学、护理、医技等部门（以下称业务科室）主要负责人是本科室医疗质量管理的第一责任人。

第十条 医疗机构应当成立医疗质量管理专门部门，负责本机构的医疗质量管理工作。

二级以上的医院、妇幼保健院以及专科疾病防治机构（以下称二级以上医院）应当设立医疗质量管理委员会。医疗质量管理委员会主任由医疗机构主要负责人担任，委员由医疗管理、质量控制、护理、医院感染管理、医学工程、信息、后勤等相关职能部门负责人以及相关临床、药学、医技等科室负责人组成，指定或者成立专门部门具体负责日常管理工作。

其他医疗机构应当设立医疗质量管理工作小组或者指定专（兼）职人员，负责医疗质量具体管理工作。

第十一条　医疗机构医疗质量管理委员会的主要职责是：

（一）按照国家医疗质量管理的有关要求，制订本机构医疗质量管理制度并组织实施；

（二）组织开展本机构医疗质量监测、预警、分析、考核、评估以及反馈工作，定期发布本机构质量管理信息；

（三）制订本机构医疗质量持续改进计划、实施方案并组织实施；

（四）制订本机构临床新技术引进和医疗技术临床应用管理相关工作制度并组织实施；

（五）建立本机构医务人员医疗质量管理相关法律、法规、规章制度、技术规范的培训制度，制订培训计划并监督实施；

（六）落实省级以上卫生计生行政部门规定的其他内容。

第十二条 二级以上医院各业务科室应当成立本科室医疗质量管理工作小组，组长由科室主要负责人担任，指定专人负责日常具体工作。医疗质量管理工作小组主要职责是：

（一）贯彻执行医疗质量管理相关的法律、法规、规章、规范性文件和本科室医疗质量管理制度；

（二）制订本科室年度质量控制实施方案，组织开展科室医疗质量管理与控制工作；

（三）制订本科室医疗质量持续改进计划和具体落实措施；

（四）定期对科室医疗质量进行分析和评估，对医疗质量薄弱环节提出整改措施并组织实施；

（五）对本科室医务人员进行医疗质量管理相关法律、法规、规章制度、技术规范、标准、诊疗常规及指南的培训和宣传教育；

（六）按照有关要求报送本科室医疗质量管理相关信息。

第十三条　各级卫生计生行政部门和医疗机构应当建立健全医疗质量管理人员的培养和考核制度，充分发挥专业人员在医疗质量管理工作中的作用。

第三章　医疗质量保障

第十四条　医疗机构应当加强医务人员职业道德教育，发扬救死扶伤的人道主义精神，坚持"以患者为中心"，尊重患者权利，履行防病治病、救死扶伤、保护人民健康的神圣职责。

第十五条 医务人员应当恪守职业道德，认真遵守医疗质量管理相关法律法规、规范、标准和本机构医疗质量管理制度的规定，规范临床诊疗行为，保障医疗质量和医疗安全。

第十六条 医疗机构应当按照核准登记的诊疗科目执业。卫生技术人员开展诊疗活动应当依法取得执业资质，医疗机构人力资源配备应当满足临床工作需要。

医疗机构应当按照有关法律法规、规范、标准要求，使用经批准的药品、医疗器械、耗材开展诊疗活动。

医疗机构开展医疗技术应当与其功能任务和技术能力相适应，按照国家关于医疗技术和手术管理有关规定，加强医疗技术临床应用管理。

第十七条 医疗机构及其医务人员应当

遵循临床诊疗指南、临床技术操作规范、行业标准和临床路径等有关要求开展诊疗工作，严格遵守医疗质量安全核心制度，做到合理检查、合理用药、合理治疗。

第十八条 医疗机构应当加强药学部门建设和药事质量管理，提升临床药学服务能力，推行临床药师制，发挥药师在处方审核、处方点评、药学监护等合理用药管理方面的作用。临床诊断、预防和治疗疾病用药应当遵循安全、有效、经济的合理用药原则，尊重患者对药品使用的知情权。

第十九条 医疗机构应当加强护理质量管理，完善并实施护理相关工作制度、技术规范和护理指南；加强护理队伍建设，创新管理方法，持续改善护理质量。

第二十条 医疗机构应当加强医技科室的质量管理，建立覆盖检查、检验全过程的质量管理制度，加强室内质量控制，配合做好室间质量评价工作，促进临床检查检验结果互认。

第二十一条 医疗机构应当完善门急诊管理制度，规范门急诊质量管理，加强门急诊专业人员和技术力量配备，优化门急诊服务流程，保证门急诊医疗质量和医疗安全，并把门急诊工作质量作为考核科室和医务人员的重要内容。

第二十二条 医疗机构应当加强医院感染管理，严格执行消毒隔离、手卫生、抗菌药物合理使用和医院感染监测等规定，建立医院感染的风险监测、预警以及多部门协同干预机制，开展医院感染防控知识的培训和教育，严格执行医院感染暴发报告制度。

第二十三条 医疗机构应当加强病历质量管理，建立并实施病历质量管理制度，保障病历书写客观、真实、准确、及时、完整、规范。

第二十四条 医疗机构及其医务人员开展诊疗活动，应当遵循患者知情同意原则，尊重患者的自主选择权和隐私权，并对患者的隐私保密。

第二十五条　医疗机构开展中医医疗服务，应当符合国家关于中医诊疗、技术、药事等管理的有关规定，加强中医医疗质量管理。

第四章　医疗质量持续改进

第二十六条　医疗机构应当建立本机构全员参与、覆盖临床诊疗服务全过程的医疗质量管理与控制工作制度。医疗机构应当严格按照卫生计生行政部门和质控组织关于医疗质量管理控制工作的有关要求，积极配合质控组织开展工作，促进医疗质量持续改进。

医疗机构应当按照有关要求，向卫生计生行政部门或者质控组织及时、准确地报送本机构医疗质量安全相关数据信息。

医疗机构应当熟练运用医疗质量管理工具开展医疗质量管理与自我评价，根据卫生计生行政部门或者质控组织发布的质控指标和标准完善本机构医疗质量管理相关指标体系，及时收集相关信息，形成本机构医疗质量基础数据。

第二十七条 医疗机构应当加强临床专科服务能力建设，重视专科协同发展，制订专科建设发展规划并组织实施，推行"以患者为中心、以疾病为链条"的多学科诊疗模式。加强继续医学教育，重视人才培养、临床技术创新性研究和成果转化，提高专科临床服务能力与水平。

第二十八条 医疗机构应当加强单病种质量管理与控制工作，建立本机构单病种管理的指标体系，制订单病种医疗质量参考标准，促进医疗质量精细化管理。

第二十九条 医疗机构应当制订满意度监测指标并不断完善，定期开展患者和员工满意度监测，努力改善患者就医体验和员工执业感受。

第三十条 医疗机构应当开展全过程成本精确管理，加强成本核算、过程控制、细节管理和量化分析，不断优化投入产出比，努力提高医疗资源利用效率。

第三十一条 医疗机构应当对各科室医疗质量管理情况进行现场检查和抽查，建立本机构医疗质量内部公示制度，对各科室医疗质量关键指标的完成情况予以内部公示。

医疗机构应当定期对医疗卫生技术人员开展医疗卫生管理法律法规、医院管理制度、医疗质量管理与控制方法、专业技术规范等相关内容的培训和考核。

医疗机构应当将科室医疗质量管理情况作为科室负责人综合目标考核以及聘任、晋升、评先评优的重要指标。

医疗机构应当将科室和医务人员医疗质量管理情况作为医师定期考核、晋升以及科室和医务人员绩效考核的重要依据。

第三十二条 医疗机构应当强化基于电子病历的医院信息平台建设，提高医院信息化工作的规范化水平，使信息化工作满足医疗质量管理与控制需要，充分利用信息化手段开展医疗质量管理与控制。建立完善医疗机构信息管理制度，保障信息安全。

第三十三条　医疗机构应当对本机构医疗质量管理要求执行情况进行评估，对收集的医疗质量信息进行及时分析和反馈，对医疗质量问题和医疗安全风险进行预警，对存在的问题及时采取有效干预措施，并评估干预效果，促进医疗质量的持续改进。

第五章　医疗安全风险防范

第三十四条　国家建立医疗质量（安全）不良事件报告制度，鼓励医疗机构和医务人员主动上报临床诊疗过程中的不良事件，促进信息共享和持续改进。

医疗机构应当建立医疗质量（安全）不良事件信息采集、记录和报告相关制度，并作为医疗机构持续改进医疗质量的重要基础工作。

第三十五条　医疗机构应当建立药品不良反应、药品损害事件和医疗器械不良事件监测报告制度，并按照国家有关规定向相关部门报告。

第三十六条 医疗机构应当提高医疗安全意识，建立医疗安全与风险管理体系，完善医疗安全管理相关工作制度、应急预案和工作流程，加强医疗质量重点部门和关键环节的安全与风险管理，落实患者安全目标。

医疗机构应当提高风险防范意识，建立完善相关制度，利用医疗责任保险、医疗意外保险等风险分担形式，保障医患双方合法权益。制订防范、处理医疗纠纷的预案，预防、减少医疗纠纷的发生。完善投诉管理，及时化解和妥善处理医疗纠纷。

第六章 监督管理

第三十七条 县级以上地方卫生计生行政部门负责对本行政区域医疗机构医疗质量管理情况的监督检查。医疗机构应当予以配合，不得拒绝、阻碍或者隐瞒有关情况。

第三十八条 县级以上地方卫生计生行政部门应当建立医疗机构医疗质量管理评估

制度，可以根据当地实际情况，组织或者委托专业机构，利用信息化手段开展第三方评估工作，定期在行业内发布评估结果。

县级以上地方卫生计生行政部门和各级质控组织应当重点加强对县级医院、基层医疗机构和民营医疗机构的医疗质量管理和监督。

第三十九条　国家卫生计生委依托国家级人口健康信息平台建立全国医疗质量管理与控制信息系统，对全国医疗质量管理的主要指标信息进行收集、分析和反馈。

省级卫生计生行政部门应当依托区域人口健康信息平台，建立本行政区域的医疗质量管理与控制信息系统，对本行政区域医疗机构医疗质量管理相关信息进行收集、分析和反馈，对医疗机构医疗质量进行评价，并实现与全国医疗质量管理与控制信息系统互连互通。

第四十条　各级卫生计生行政部门应当建立医疗机构医疗质量管理激励机制，采取适当形式对医疗质量管理先进的医疗机构和管理人员予以表扬和鼓励，积极推广先进经验和做法。

第四十一条 县级以上地方卫生计生行政部门应当建立医疗机构医疗质量管理情况约谈制度。对发生重大或者特大医疗质量安全事件、存在严重医疗质量安全隐患，或者未按要求整改的各级各类医疗机构负责人进行约谈；对造成严重后果的，予以通报，依法处理，同时报上级卫生计生行政部门备案。

第四十二条 各级卫生计生行政部门应当将医疗机构医疗质量管理情况和监督检查结果纳入医疗机构及其主要负责人考核的关键指标，并与医疗机构校验、医院评审、评价以及个人业绩考核相结合。考核不合格的，视情况对医疗机构及其主要负责人进行处理。

第七章 法律责任

第四十三条 医疗机构开展诊疗活动超出登记范围、使用非卫生技术人员从事诊疗工作、违规开展禁止或者限制临床应用的医疗技术、使用不合格或者未经批准的药品、医疗器械、耗材等开展诊疗活动的，由县级以上地方卫生计生行政部门依据国家有关法律法规进行处理。

第四十四条 医疗机构有下列情形之一的，由县级以上卫生计生行政部门责令限期改正；逾期不改的，给予警告，并处三万元以下罚款；对公立医疗机构负有责任的主管人员和其他直接责任人员，依法给予处分：

（一）未建立医疗质量管理部门或者未指定专（兼）职人员负责医疗质量管理工作的；

（二）未建立医疗质量管理相关规章制度的；

（三）医疗质量管理制度不落实或者落实不到位，导致医疗质量管理混乱的；

（四）发生重大医疗质量安全事件隐匿不报的；

（五）未按照规定报送医疗质量安全相关信息的；

（六）其他违反本办法规定的行为。

第四十五条　医疗机构执业的医师、护士在执业活动中，有下列行为之一的，由县级以上地方卫生计生行政部门依据《执业医师法》《护士条例》等有关法律法规的规定进行处理；构成犯罪的，依法追究刑事责任：

（一）违反卫生法律、法规、规章制度或者技术操作规范，造成严重后果的；

（二）由于不负责任延误急危患者抢救和诊治，造成严重后果的；

（三）未经亲自诊查，出具检查结果和相关医学文书的；

（四）泄露患者隐私，造成严重后果的；

（五）开展医疗活动未遵守知情同意原则的；

（六）违规开展禁止或者限制临床应用的医疗技术、不合格或者未经批准的药品、医疗器械、耗材等开展诊疗活动的；

（七）其他违反本办法规定的行为。

其他卫生技术人员违反本办法规定的，

根据有关法律、法规的规定予以处理。

第四十六条 县级以上地方卫生计生行政部门未按照本办法规定履行监管职责，造成严重后果的，对直接负责的主管人员和其他直接责任人员依法给予行政处分。

第八章 附 则

第四十七条 本办法下列用语的含义：

（一）医疗质量：指在现有医疗技术水平及能力、条件下，医疗机构及其医务人员在临床诊断及治疗过程中，按照职业道德及诊疗规范要求，给予患者医疗照顾的程度。

（二）医疗质量管理：指按照医疗质量形成的规律和有关法律、法规要求，运用现代科学管理方法，对医疗服务要素、过程和结果进行管理与控制，以实现医疗质量系统改进、持续改进的过程。

（三）医疗质量安全核心制度：指医疗机构及其医务人员在诊疗活动中应当严格遵守的相关制度，主要包括：首诊负责制度、三级查房制度、会诊制度、分级护理制度、值班和交接班制度、疑难病例讨论制度、急危重患者抢救制度、术前讨论制度、死亡病例讨论制度、查对制度、手术安全核查制度、手术分级管理制度、新技术和新项目准入制度、危急值报告制度、病历管理制度、抗菌药物分级管理制度、临床用血审核制度、信息安全管理制度等。

（四）医疗质量管理工具：指为实现医疗质量管理目标和持续改进所采用的措施、方法和手段，如全面质量管理（TQC）、质量环（PDCA 循环）、品管圈（QCC）、疾病诊断相关组（DRGs）绩效评价、单病种管理、临床路径管理等。

第四十八条 本办法自 2016 年 11 月 1 日起施行。

附件 2

医疗技术临床应用管理办法

中华人民共和国国家卫生

健康委员会令

（第 1 号）

《医疗技术临床应用管理办法》已经原国家卫生计生委委主任会议讨论通过，并经国家卫生健康委审核通过，现予公布，自2018 年 11 月 1 日起施行。

主任：马晓伟

2018 年 8 月 13 日

医疗技术临床应用管理办法

第一章　总　　则

第一条　为加强医疗技术临床应用管理，促进医学科学发展和医疗技术进步，保障医疗质量和患者安全，维护人民群众健康权益，根据有关法律法规，制定本办法。

第二条　本办法所称医疗技术，是指医疗机构及其医务人员以诊断和治疗疾病为目的，对疾病作出判断和消除疾病、缓解病情、减轻痛苦、改善功能、延长生命、帮助患者恢复健康而采取的医学专业手段和措施。

本办法所称医疗技术临床应用，是指将经过临床研究论证且安全性、有效性确切的医疗技术应用于临床，用以诊断或者治疗疾病的过程。

第三条　医疗机构和医务人员开展医疗技术临床应用应当遵守本办法。

第四条 医疗技术临床应用应当遵循科学、安全、规范、有效、经济、符合伦理的原则。

安全性、有效性不确切的医疗技术，医疗机构不得开展临床应用。

第五条 国家建立医疗技术临床应用负面清单管理制度，对禁止临床应用的医疗技术实施负面清单管理，对部分需要严格监管的医疗技术进行重点管理。其他临床应用的医疗技术由决定使用该类技术的医疗机构自我管理。

第六条 医疗机构对本机构医疗技术临床应用和管理承担主体责任。医疗机构开展医疗技术服务应当与其技术能力相适应。

医疗机构主要负责人是本机构医疗技术临床应用管理的第一责任人。

第七条 国家卫生健康委负责全国医疗技术临床应用管理工作。

县级以上地方卫生行政部门负责本行政区域内医疗技术临床应用监督管理工作。

第八条 鼓励卫生行业组织参与医疗技术临床应用质量控制、规范化培训和技术评估工作，各级卫生行政部门应当为卫生行业组织参与医疗技术临床应用管理创造条件。

第二章 医疗技术负面清单管理

第九条 医疗技术具有下列情形之一的，禁止应用于临床（以下简称禁止类技术）：

（一）临床应用安全性、有效性不确切；

（二）存在重大伦理问题；

（三）该技术已经被临床淘汰；

（四）未经临床研究论证的医疗新技术。

禁止类技术目录由国家卫生健康委制定发布或者委托专业组织制定发布，并根据情况适时予以调整。

第十条 禁止类技术目录以外并具有下列情形之一的，作为需要重点加强管理的医疗技术（以下简称限制类技术），由省级以上卫生行政部门严格管理：

（一）技术难度大、风险高，对医疗机构的服务能力、人员水平有较高专业要求，需要设置限定条件的；

（二）需要消耗稀缺资源的；

（三）涉及重大伦理风险的；

（四）存在不合理临床应用，需要重点管理的。

国家限制类技术目录及其临床应用管理规范由国家卫生健康委制定发布或者委托专业组织制定发布，并根据临床应用实际情况予以调整。

省级卫生行政部门可以结合本行政区域实际情况，在国家限制类技术目录基础上增补省级限制类技术相关项目，制定发布相关技术临床应用管理规范，并报国家卫生健康委备案。

第十一条 对限制类技术实施备案管理。医疗机构拟开展限制类技术临床应用的，应当按照相关医疗技术临床应用管理规范进行自我评估，符合条件的可以开展临床应用，并于开展首例临床应用之日起 15 个工作日内，向核发其《医疗机构执业许可证》的卫生行政部门备案。备案材料应当包括以下内容：

（一）开展临床应用的限制类技术名称和所具备的条件及有关评估材料；

（二）本机构医疗技术临床应用管理专门组织和伦理委员会论证材料；

（三）技术负责人（限于在本机构注册的执业医师）资质证明材料。

备案部门应当自收到完整备案材料之日起 15 个工作日内完成备案，在该医疗机构的《医疗机构执业许可证》副本备注栏予以注明，并逐级上报至省级卫生行政部门。

第十二条 未纳入禁止类技术和限制类技术目录的医疗技术，医疗机构可以根据自身功能、任务、技术能力等自行决定开展临床应用，并应当对开展的医疗技术临床应用实施严格管理。

第十三条 医疗机构拟开展存在重大

伦理风险的医疗技术，应当提请本机构伦理委员会审议，必要时可以咨询省级和国家医学伦理专家委员会。未经本机构伦理委员会审查通过的医疗技术，特别是限制类医疗技术，不得应用于临床。

第三章　管理与控制

第十四条　国家建立医疗技术临床应用质量管理与控制制度，充分发挥各级、各专业医疗质量控制组织的作用，以"限制类技术"为主加强医疗技术临床应用质量控制，对医疗技术临床应用情况进行日常监测与定期评估，及时向医疗机构反馈质控和评估结果，持续改进医疗技术临床应用质量。

第十五条　二级以上的医院、妇幼保健院及专科疾病防治机构医疗质量管理委员会应当下设医疗技术临床应用管理的专门组织，由医务、质量管理、药学、护理、院感、设备等部门负责人和具有高级技术职务任职资格的临床、管理、伦理等相关专业人员组成。该专门组织的负责人由医疗机构主要负责人担任，由医务部门负责日常管理工作，主要职责是：

（一）根据医疗技术临床应用管理相关的法律、法规、规章，制定本机构医疗技术临床应用管理制度并组织实施；

（二）审定本机构医疗技术临床应用管理目录和手术分级管理目录并及时调整；

（三）对首次应用于本机构的医疗技术组织论证，对本机构已经临床应用的医疗技术定期开展评估；

（四）定期检查本机构医疗技术临床应用管理各项制度执行情况，并提出改进措施和要求；

（五）省级以上卫生行政部门规定的其他职责。

其他医疗机构应当设立医疗技术临床应用管理工作小组，并指定专（兼）职人员负责本机构医疗技术临床应用管理工作。

第十六条　医疗机构应当建立本机构医疗技术临床应用管理制度，包括目录管理、手术分级、医师授权、质量控制、档案管理、动态评估等制度，保障医疗技术临床应用质量和安全。

第十七条　医疗机构开展医疗技术临床应用应当具有符合要求的诊疗科目、专业技术人员、相应的设备、设施和质量控制体系，并遵守相关技术临床应用管理规范。

第十八条　医疗机构应当制定本机构医疗技术临床应用管理目录并及时调整，对目录内的手术进行分级管理。手术管理按照国家关于手术分级管理的有关规定执行。

第十九条　医疗机构应当依法准予医务人员实施与其专业能力相适应的医疗技术，并为医务人员建立医疗技术临床应用管理档案，纳入个人专业技术档案管理。

第二十条　医疗机构应当建立医师手术授权与动态管理制度，根据医师的专业能力和培训情况，授予或者取消相应的手术级别和具体手术权限。

第二十一条　医疗机构应当建立医疗技术临床应用论证制度。对已证明安全有效，但属本机构首次应用的医疗技术，应当组织开展本机构技术能力和安全保障能力论证，通过论证的方可开展医疗技术临床应用。

第二十二条　医疗机构应当建立医疗技术临床应用评估制度，对限制类技术的质量安全和技术保证能力进行重点评估，并根据评估结果及时调整本机构医疗技术临床应用管理目录和有关管理要求。对存在严重质量安全问题或者不再符合有关技术管理要求的，要立即停止该项技术的临床应用。

医疗机构应当根据评估结果，及时调整本机构医师相关技术临床应用权限。

第二十三条　医疗机构应当为医务人员参加医疗技术临床应用规范化培训创造条件，加强医疗技术临床应用管理人才队伍的建设和培养。

医疗机构应当加强首次在本医疗机构临床应用的医疗技术的规范化培训工作。

第二十四条　医疗机构开展的限制类技术目录、手术分级管理目录和限制类技术临床应用情况应当纳入本机构院务公开范围，主动向社会公开，接受社会监督。

第二十五条　医疗机构在医疗技术临床应用过程中出现下列情形之一的，应当立即停止该项医疗技术的临床应用：

（一）该医疗技术被国家卫生健康委列为"禁止类技术"；

（二）从事该医疗技术的主要专业技术人员或者关键设备、设施及其他辅助条件发生变化，不能满足相关技术临床应用管理规范要求，或者影响临床应用效果；

（三）该医疗技术在本机构应用过程中出现重大医疗质量、医疗安全或者伦理问题，或者发生与技术相关的严重不良后果；

（四）发现该项医疗技术临床应用效果不确切，或者存在重大质量、安全或者伦理缺陷。

医疗机构出现第一款第二项、第三项情形，属于限制类技术的，应当立即将有关情况向核发其《医疗机构执业许可证》的卫生行政部门报告。卫生行政部门应当及时取消该医疗机构相应医疗技术临床应用备案，在该机构《医疗机构执业许可证》副本备注栏予以注明，并逐级向省级卫生行政部门报告。

医疗机构出现第一款第四项情形的，应当立即将有关情况向核发其《医疗机构执业许可证》的卫生行政部门和省级卫生行政部门报告。省级卫生行政部门应当立即组织对该项医疗技术临床应用情况进行核查，确属医疗技术本身存在问题的，可以暂停该项医疗技术在本地区的临床应用，并向国家卫生健康委报告。国家卫生健康委收到报告后，组织专家进行评估，决定需要采取的进一步管理措施。

第四章　培训与考核

第二十六条　国家建立医疗技术临床应用规范化培训制度。拟开展限制类技术的医师应当按照相关技术临床应用管理规范要求接受规范化培训。

国家卫生健康委统一组织制定国家限制类技术的培训标准和考核要求，并向社会公布。

第二十七条　省级增补的限制类技术以及省级卫生行政部门认为其他需要重点加强培训的医疗技术，由省级卫生行政部门统一组织制订培训标准，对培训基地管理和参加培训医师（以下简称参培医师）的培训和考核提出统一要求，并向社会公布。

第二十八条　对限制类技术临床应用规范化培训基地实施备案管理。医疗机构拟承担限制类技术临床应用规范化培训工作的，应当达到国家和省级卫生行政部门规定的条件，制定培训方案并向社会公开。

第二十九条　医疗机构拟承担限制类技术临床应用规范化培训工作的，应当于首次发布招生公告之日起 3 个工作日内，向省级卫生行政部门备案。备案材料应当包括：

（一）开展相关限制类技术临床应用的备案证明材料；

（二）开展相关限制类技术培训工作所具备的软、硬件条件的自我评估材料；

（三）近 3 年开展相关限制类技术临床应用的医疗质量和医疗安全情况；

（四）培训方案、培训师资、课程设置、考核方案等材料。

第三十条　省级卫生行政部门应当及时向社会公布经备案拟承担限制性技术临床应用规范化培训工作的医疗机构名单。

省级卫生行政部门应当加强对限制类技术临床应用规范化培训基地的考核和评估，对不符合培训基地条件或者未按照要求开展培训、考核的，应当责令其停止培训工作，并向社会公布。

第三十一条 培训基地应当建立健全规章制度及流程，明确岗位职责和管理要求，加强对培训导师的管理。严格按照统一的培训大纲和教材制定培训方案与计划，建立医师培训档案，确保培训质量和效果。

第三十二条 申请参加培训的医师应当符合相关医疗技术临床应用管理规范要求。培训基地应当按照公开公平、择优录取、双向选择的原则决定是否接收参培医师。

第三十三条 参培医师完成培训后应当接受考核。考核包括过程考核和结业考核。

考核应当由所在培训基地或者省级卫生行政部门委托的第三方组织实施。

第三十四条 对国家和省级卫生行政部门作出统一培训要求以外的医疗技术，医疗机构应当自行进行规范化培训。

第五章 监督管理

第三十五条 县级以上地方卫生行政部门应当加强对本行政区域内医疗机构医疗技

术临床应用的监督管理。

第三十六条 国家卫生健康委负责建立全国医疗技术临床应用信息化管理平台，对国家限制类技术临床应用相关信息进行收集、分析和反馈。

省级卫生行政部门负责建立省级医疗技术临床应用信息化管理平台，对本行政区域内国家和省级限制类技术临床应用情况实施监督管理。

省级医疗技术临床应用信息化管理平台应当与全国医疗技术临床应用信息化管理平台实现互联互通，信息共享。

第三十七条 医疗机构应当按照要求，及时、准确、完整地向全国和省级医疗技术临床应用信息化管理平台逐例报送限制类技术开展情况数据信息。

各级、各专业医疗质量控制组织应当充分利用医疗技术临床应用信息化管理平台，加大数据信息分析和反馈力度，指导医疗机构提高医疗技术临床应用质量安全。

第三十八条　国家建立医疗技术临床应用评估制度。对医疗技术的安全性、有效性、经济适宜性及伦理问题等进行评估，作为调整国家医疗技术临床应用管理政策的决策依据之一。

第三十九条　国家建立医疗机构医疗技术临床应用情况信誉评分制度，与医疗机构、医务人员信用记录挂钩，纳入卫生健康行业社会信用体系管理，接入国家信用信息共享平台，并将信誉评分结果应用于医院评审、评优、临床重点专科评估等工作。

第四十条　县级以上地方卫生行政部门应当将本行政区域内经备案开展限制类技术临床应用的医疗机构名单及相关信息及时向社会公布，接受社会监督。

第六章　法律责任

第四十一条　医疗机构违反本办法规定，有下列情形之一的，由县级以上地方卫生行政部门责令限期改正；逾期不改的，暂停或者停止相关医疗技术临床应用，给予警告，并处以 3000 元以下罚款；造成严重后果的，处以 3000 元以上 3 万元以下罚款，并对医疗机构主要负责人、负有责任的主管人员和其他直接责任人员依法给予处分：

（一）未建立医疗技术临床应用管理专门组织或者未指定专（兼）职人员负责具体管理工作的；

（二）未建立医疗技术临床应用管理相关规章制度的；

（三）医疗技术临床应用管理混乱，存在医疗质量和医疗安全隐患的；

（四）未按照要求向卫生行政部门进行医疗技术临床应用备案的；

（五）未按照要求报告或者报告不实信息的；

（六）未按照要求向国家和省级医疗技术临床应用信息化管理平台报送相关信息的；

（七）未按要求将相关信息纳入院务公

开范围向社会公开的；

（八）未按要求保障医务人员接受医疗技术临床应用规范化培训权益的。

第四十二条 承担限制类技术临床应用规范化培训的医疗机构，有下列情形之一的，由省级卫生行政部门责令其停止医疗技术临床应用规范化培训，并向社会公布；造成严重后果的，对医疗机构主要负责人、负有责任的主管人员和其他直接责任人员依法给予处分：

（一）未按照要求向省级卫生行政部门备案的；

（二）提供不实备案材料或者弄虚作假的；

（三）未按照要求开展培训、考核的；

（四）管理混乱导致培训造成严重不良后果，并产生重大社会影响的。

第四十三条 医疗机构有下列情形之一的，由县级以上地方卫生行政部门依据《医疗机构管理条例》第四十七条的规定进行处理；情节严重的，还应当对医疗机构主要负责人和其他直接责任人员依法给予处分：

（一）开展相关医疗技术与登记的诊疗科目不相符的；

（二）开展禁止类技术临床应用的；

（三）不符合医疗技术临床应用管理规范要求擅自开展相关医疗技术的。

第四十四条 医疗机构管理混乱导致医疗技术临床应用造成严重不良后果，并产生重大社会影响的，由县级以上地方卫生行政部门责令限期整改，并给予警告；逾期不改的，给予3万元以下罚款，并对医疗机构主要负责人、负有责任的主管人员和其他直接责任人员依法给予处分。

第四十五条 医务人员有下列情形之一的，由县级以上地方卫生行政部门按照《执业医师法》、《护士条例》、《乡村医生从业管理条例》等法律法规的有关规定进行处理；构成犯罪的，依法追究刑事责任：

（一）违反医疗技术管理相关规章制度或者医疗技术临床应用管理规范的；

（二）开展禁止类技术临床应用的；

（三）在医疗技术临床应用过程中，未按照要求履行知情同意程序的；

（四）泄露患者隐私，造成严重后果的。

第四十六条 县级以上地方卫生行政部门未按照本办法规定履行监管职责，造成严重后果的，对直接负责的主管人员和其他直接责任人员依法给予记大过、降级、撤职、开除等行政处分。

第七章 附 则

第四十七条 人体器官移植技术、人类辅助生殖技术、细胞治疗技术的监督管理不适用本办法。

第四十八条 省级卫生行政部门可以根据本办法，结合地方实际制定具体实施办法。

第四十九条 本办法公布前，已经开展相关限制类技术临床应用的医疗机构，应当自本办法公布之日起按照本办法及相关医疗技术临床应用管理规范进行自我评估。符合临床应用条件的，应当自本办法施行之日起3个月内按照要求向核发其《医疗机构执业许可证》的卫生行政部门备案；不符合要求或者不按照规定备案的，不得再开展该项医疗技术临床应用。

第五十条 中医医疗机构的医疗技术临床应用管理由中医药主管部门负责。

第五十一条 本办法自 2018 年 11 月 1 日起施行。

附件 3

国家卫生健康委办公厅关于印发医疗机构手术分级管理办法的通知

国卫办医政发〔2022〕18 号

各省、自治区、直辖市及新疆生产建设兵团卫生健康委：

为加强医疗机构手术分级管理，规范医疗机构手术行为，提高医疗质量，保障医疗安全，维护患者合法权益，我委组织修订了《医疗机构手术分级管理办法》。现印发给你们，请遵照执行。

国家卫生健康委办公厅

2022 年 12 月 6 日

医疗机构手术分级管理办法

第一章　总　则

第一条　为加强医疗机构手术分级管理，提高手术质量，保障医疗安全，维护患者合法权益，依据《中华人民共和国医师法》《医疗机构管理条例》《医疗质量管理办法》《医疗技术临床应用管理办法》等法律法规规章，制定本办法。

第二条　本办法适用于各级各类医疗机构手术分级管理工作。

第三条　本办法所称手术是指医疗机构及其医务人员以诊断或治疗疾病为目的，在人体局部开展去除病变组织、修复损伤、重建形态或功能、移植细胞组织或器官、植入医疗器械等医学操作的医疗技术，手术应当经过临床研究论证且安全性、有效性确切。

本办法所称手术分级管理是指医疗机构以保障手术质量安全为目的，根据手术风险程度、难易程度、资源消耗程度和伦理风险，对本机构开展的手术进行分级，并对不同级别手术采取相应管理策略的过程。

第四条 医疗机构及其医务人员开展手术技术临床应用应当遵循科学、安全、规范、有效、经济、符合伦理的原则。

第五条 国家卫生健康委负责全国医疗机构手术分级管理工作的监督管理。

县级以上卫生健康行政部门负责本行政区域内医疗机构手术分级管理工作的监督管理。

第二章 组织管理

第六条 医疗机构对本机构手术分级管理承担主体责任。医疗机构应当根据其功能定位、医疗服务能力水平和诊疗科目制定手术分级管理目录，进行分级管理。

第七条 医疗机构手术分级管理实行院、科两级负责制。医疗机构主要负责人是本机构手术分级管理的第一责任人；手术相关临床科室主要负责人是本科室手术分级管理的第一责任人。

第八条 医疗机构医疗技术临床应用管理组织负责本机构手术分级管理，具体工作由医务管理部门负责。

第九条 医疗机构医疗技术临床应用管理组织在手术分级管理工作中的主要职责是：

（一）制定本机构手术分级管理的制度和规范，明确科室手术分级管理议事规则和工作流程，定期检查执行情况，并提出改进措施和要求；

（二）审定本机构手术分级管理目录，定期对手术质量安全情况进行评估并动态调整；

（三）根据术者专业能力和接受培训情况，授予或者取消相应的手术级别和具体手术权限，并根据定期评估情况进行动态调整；

（四）组织开展手术分级管理法律、法

规、规章和相关制度、规范的培训。

第十条 医疗机构各手术科室应当成立本科室手术分级管理工作小组，组长由科室主要负责人担任，指定专人负责日常具体工作。手术分级管理工作小组主要职责是：

（一）贯彻执行手术分级管理相关的法律、法规、规章、规范性文件和本机构手术分级管理制度；

（二）制订本科室年度手术分级管理实施方案，组织开展科室手术分级管理工作；

（三）定期对本科室手术分级管理进行分析和评估，对手术分级管理薄弱环节提出整改措施并组织实施；

（四）定期对本科室术者手术技术临床应用能力进行评估，制定手术技术培训计划，提升本科室手术技术临床应用能力和质量；

（五）按照有关要求报送本科室手术分级管理相关信息。

第三章　手术分级管理

第十一条　根据手术风险程度、难易程度、资源消耗程度或伦理风险不同，手术分为四级：

一级手术是指风险较低、过程简单、技术难度低的手术；

二级手术是指有一定风险、过程复杂程度一般、有一定技术难度的手术；

三级手术是指风险较高、过程较复杂、难度较大、资源消耗较多的手术；

四级手术是指风险高、过程复杂、难度大、资源消耗多或涉及重大伦理风险的手术。

第十二条　手术风险包括麻醉风险、手术主要并发症发生风险、围手术期死亡风险等。

手术难度包括手术复杂程度、患者状态、手术时长、术者资质要求以及手术所需人员配置、所需手术器械和装备复杂程度等。

资源消耗程度指手术过程中所使用的医疗资源的种类、数量与稀缺程度。

伦理风险指人的社会伦理关系在手术影响下产生伦理负效应的可能。

第十三条 医疗机构应当建立手术分级信息报告制度，向核发其《医疗机构执业许可证》的卫生健康行政部门报送本机构三、四级手术管理目录信息，如有调整应及时更新信息。接受信息的部门应当及时将目录信息逐级报送至省级卫生健康行政部门。

第十四条 医疗机构应当建立手术分级公示制度，将手术分级管理目录纳入本机构院务公开范围，主动向社会公开三、四级手术管理目录，并及时更新。

第十五条 医疗机构应当建立手术分级动态调整制度，根据本机构开展手术的效果和手术并发症等情况，动态调整本机构手术分级管理目录。

第十六条 医疗机构应当建立手术授权制度，根据手术级别、专业特点、术者专业技术岗位和手术技术临床应用能力及培训情况综合评估后授予术者相应的手术权限。

三、四级手术应当逐项授予术者手术权限。手术授权原则上不得与术者职称、职务挂钩。

对于非主执业机构注册的医务人员，其手术授权管理应当与本机构医务人员保持一致。

第十七条 医疗机构应当建立手术技术临床应用能力评估和手术授权动态调整制度。

术者申请手术权限应当由其所在科室手术分级管理工作小组进行评估，评估合格的应当向医务管理部门报告，经医务管理部门复核后报医疗技术临床应用管理委员会审核批准，由医疗机构以正式文件形式予以确认。

医疗机构应当定期组织评估术者手术技术临床应用能力，包括手术技术能力、手术质量安全、围手术期管理能力、医患沟通能力等，重点评估新获得四级手术权限的术者。根据评估结果动态调整手术权限，并纳入个人专业技术档案管理，四级手术评估周期原则上不超过一年。

第十八条　医疗机构应当建立手术技术临床应用论证制度。对已证明安全有效，但属本机构首次开展的手术技术，应当组织开展手术技术能力和安全保障能力论证，通过论证的方可开展该手术技术临床应用。

第十九条　医疗机构应当为医务人员参加手术技能规范化培训创造条件，提升医务人员手术技术临床应用能力。

医疗机构应当重点关注首次在本机构开展的手术技术的规范化培训工作。

第二十条　医疗机构开展省级以上限制类医疗技术中涉及手术的，应当按照四级手术进行管理。

第二十一条　医疗机构应当建立紧急状态下超出手术权限开展手术的管理制度，遇有急危重症患者确需行急诊手术以挽救生命时，如现场无相应手术权限的术者，其他术者可超权限开展手术，具体管理制度由医疗机构自行制定。

第二十二条　医疗机构应当建立四级手

术术前多学科讨论制度，手术科室在每例四级手术实施前，应当对手术的指征、方式、预期效果、风险和处置预案等组织多学科讨论，确定手术方案和围手术期管理方案，并按规定记录，保障手术质量和患者安全。

第二十三条　医疗机构应当建立手术随访制度，按病种特点和相关诊疗规范确定随访时长和频次，对四级手术术后患者，原则上随访不少于每年 1 次。

第二十四条　医疗机构应当完善手术不良事件个案报告制度，对于四级手术发生非计划二次手术、严重医疗质量（安全）不良事件等情形的，应当在发生后 3 日内组织全科讨论，讨论结果向本机构医疗质量管理委员会报告，同时按照不良事件管理有关规定向卫生健康行政部门报告。

第二十五条　医疗机构应当加强围手术期死亡病例讨论管理。四级手术患者发生围手术期死亡的，应当在死亡后 7 日内，由医务管理部门组织完成多学科讨论。医疗机构应当每年度对全部围手术期死亡病例进行汇总分析，提出持续改进意见。

第四章　监督管理

第二十六条　医疗机构应当建立手术质量安全评估制度，由医疗机构医疗技术临床应用管理组织定期对手术适应征、术前讨论、手术安全核查、围手术期并发症发生率、非计划二次手术率、围手术期全因死亡率等进行评估，并在院内公开。一、二级手术应当每年度进行评估，三级手术应当每半年进行评估，四级手术应当每季度进行评估。

医疗机构应当重点关注首次在本机构开展的手术技术的质量安全。

第二十七条　医疗机构应当建立手术分级管理督查制度，由本机构医务管理部门对各手术科室手术分级管理制度落实情况进行定期督查，并将督查结果作为医疗机构相关科室及其主要负责人考核的关键指标。

第二十八条　对于发生严重医疗质量

（安全）不良事件的，医疗机构应当暂停开展该手术，对该手术技术及术者手术技术临床应用能力进行重新评估。评估结果为合格的可继续开展；评估结果认为术者手术技术临床应用能力不足的，应当取消该手术授权；评估结果认为该手术技术存在重大质量安全缺陷的，应当停止该手术技术临床应用，并立即将有关情况向核发其《医疗机构执业许可证》的卫生健康行政部门报告。

从事该手术技术的主要术者或者关键设备、设施及其他辅助条件发生变化，不能满足相关技术临床应用管理规范要求或者影响临床应用效果的，医疗机构应当停止该手术技术临床应用。

第二十九条　二级以上医疗机构应当充分利用信息化手段加强手术分级管理，全面掌握科室对手术分级管理制度的执行与落实情况，加强对手术医嘱、手术通知单、麻醉记录单等环节的检查，重点核查手术权限、限制类技术、急诊手术和本机构重点监管技术项目的相关情况。

第三十条　县级以上地方卫生健康行政部门应当加强对辖区内医疗机构手术分级管理的监测与定期评估，及时向医疗机构反馈监测情况和评估结果，定期将医疗机构各级手术平均病例组合指数（CMI）进行分析、排序和公示，引导医疗机构科学分级规范管理。及时纠正手术分级管理混乱等情况，并定期进行通报。

第三十一条　县级以上地方卫生健康行政部门应当指导本行政区域内加强医疗机构手术分级管理，建立激励和约束机制，推广先进经验和做法。将医疗机构手术分级管理情况与医疗机构校验、医院评审、评价及个人业绩考核相结合。

第五章　附　则

第三十二条　开展人体器官移植、人类辅助生殖等法律法规有专门规定的手术，按照有关法律法规规定执行。

第三十三条　本办法所称术者是指手术的主要完成人。

第三十四条　本办法所称围手术期是指患者术前 24 小时至与本次手术有关的治疗基本结束。

第三十五条　本办法所称严重医疗质量（安全）不良事件是指在诊疗过程中发生的，导致患者需要治疗以挽救生命、造成患者永久性伤害或死亡的医疗质量安全事件。

第三十六条　国家组织制定用于公立医院绩效考核的手术目录，不作为各医疗机构开展手术分级管理的依据。

第三十七条　本办法自印发之日起施行。《卫生部办公厅关于印发医疗机构手术分级管理办法（试行）的通知》（卫办医政发〔2012〕94 号）同时废止。